空気は読まない

鎌田實
Minoru Kamata

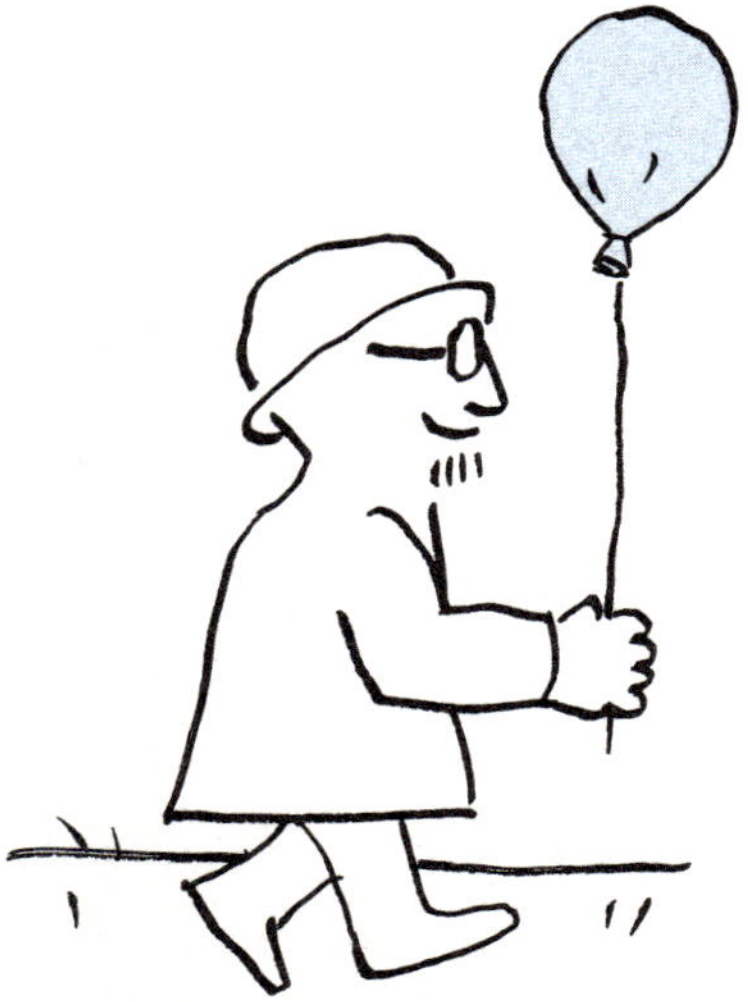

集英社

空気は　読まない

鎌田　實

Minoru Kamata

ＫＹって初めて聞いたとき、
なんのことだかわからなかった。
「空気が読めないヤツ」のことだと教えてもらった。
ＫＹって言われたくなくて、
みんなが、空気にとらわれはじめた。
なんか、おかしい。
空気は読めるが、
空気に流されないことが大切なのではないか。
空気は読めるが、
あえて、空気を読まないときがあってもいい。

空気をかきまわしたほうがいいときもある。
『「空気」の研究』って本があった。
昔、みんなが空気感染して、
なんだかわからないうちに、
ぼくたちの国は戦争をしてしまった。
「空気」を読んでばかりいると、
あの時代のように、
人は、自分の意見や意思を、
見失ってしまうのではないだろうか。

3章　空気に負けない

1章

空気ってなんだろう

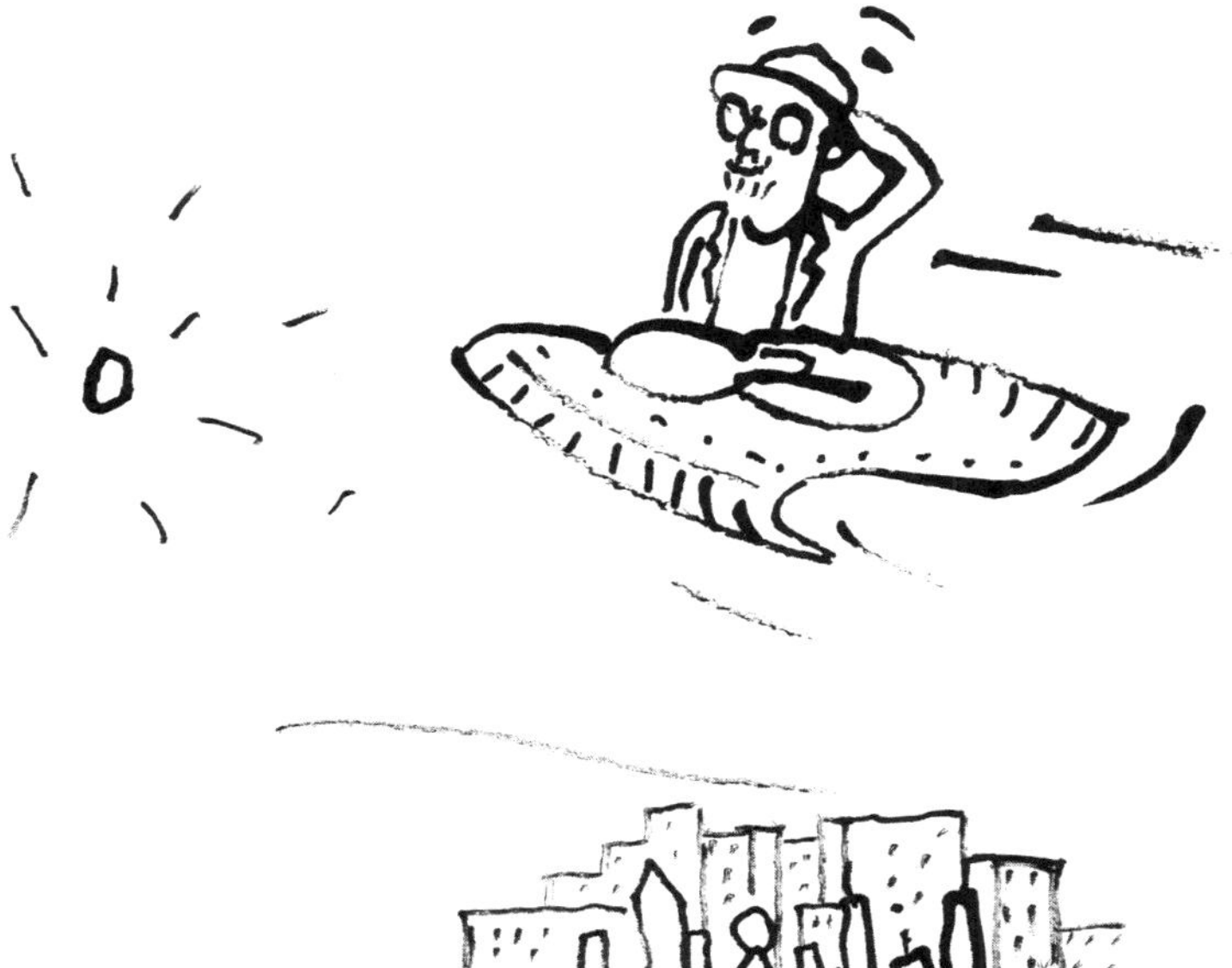

「弁当の日」の奇跡

「子供がつくる〝弁当の日〟を実施します」

すべてはその言葉からはじまった。

四国の小さな町の小学校で校長をしていた竹下和男は、PTA総会で、そう宣言した。二〇〇一年のことである。

総会に出席していた母親たちからブーイングが起こった。事前に教師たちに提案したときも、冷ややかな反応だった。

「子供が包丁や火を使って、事故でも起きたら一大事だ」

「共働きの母親の負担が増える」

「弁当づくりのために早起きするなんて無理。勉強にも差し障る」

親も教師も、校長が面倒なことを言いだしたぞ、という顔だ。歓迎されない空気が漂っていた。

「弁当の日」に取り組むのは五、六年生。家庭科の授業で基礎的な知識や技術を学んだあと、月に一回、合計五回実施する。献立決め、食材の買い出し、調理、弁当箱づめ、片づけ、すべてを子供だけで行う。

「親は手伝わないでください」

そう伝えると、保護者席から少しだけ安堵の声がもれた。

スタートしてからも、大半の教師や親は、子供だけでできるはずがない、どうせ問題続出で中止になる、と思っていた。しかし、そんな予想を見事にくつがえし、子供たちは思い思いの弁当をつくってきた。親の手を借りずに弁当づくりを楽しみ、いろんな発見をしていった。

朝早く起き、手間をかけて調理してみて、「こんなたいへんなことを、毎日やっているお母さんはすごい！」と感謝した子。失敗したヒジキご飯を、「おいしい」と言って食べてくれた両親の気持ちがうれしかった子。今どんな野菜が旬なのか、興味をもつ子も増えた。

お米やニンジンや鶏肉が調理されて口に入るまでに、育てた人をはじめ、たくさんの働き手が存在していることに気づいた。スーパーに並んだ魚が生きて泳いでいたときの姿を想像し、命を食べているのだということが実感としてわかってきた。

そうして、食べることの楽しさ、うれしさ、ありがたさを知るにつれ、毎日の給食の残り物も少なくなっていった。

変わったのは、「食」に対する姿勢だけじゃない。朝が苦手で、お母さんに起こされてもなかなか起きなかった子が、一人で起きようとしはじめた。買い物をするとき、より新鮮でおいしそうなものを探したり、きちんと計算して安くあげようとすることで、自分で考え、工夫する姿勢が身についた。お弁当をつくる間に出るトレイやパックなどのゴミの多さに、環境問題に興味をもつ子も出てきた。

「弁当の日」によって、子供たちの生活力や自立心、社会への関心が育っていったのである。

五年生の女の子は、自分の分だけでなく、お父さんとおばあちゃんに感謝弁当をつくった。残ったものを、お母さんやお兄ちゃんたちも食べられるよう、多めにご飯を炊き、おかずをこしらえた。

　お父さんは大阪に単身赴任中で、週末だけ家に帰ってくる。月曜の朝、大阪に戻る新幹線のなかで食べてほしくて、朝五時に起きた。

　お父さんは、うれしかった。娘が早朝から一人で弁当をつくっている姿を見て泣き、その弁当を受け取って泣き、食べて泣いた。会社に着くと同僚たちに自慢し、昼休みには自宅に電話をかけた。「おいしかったよと、あの子に必ず

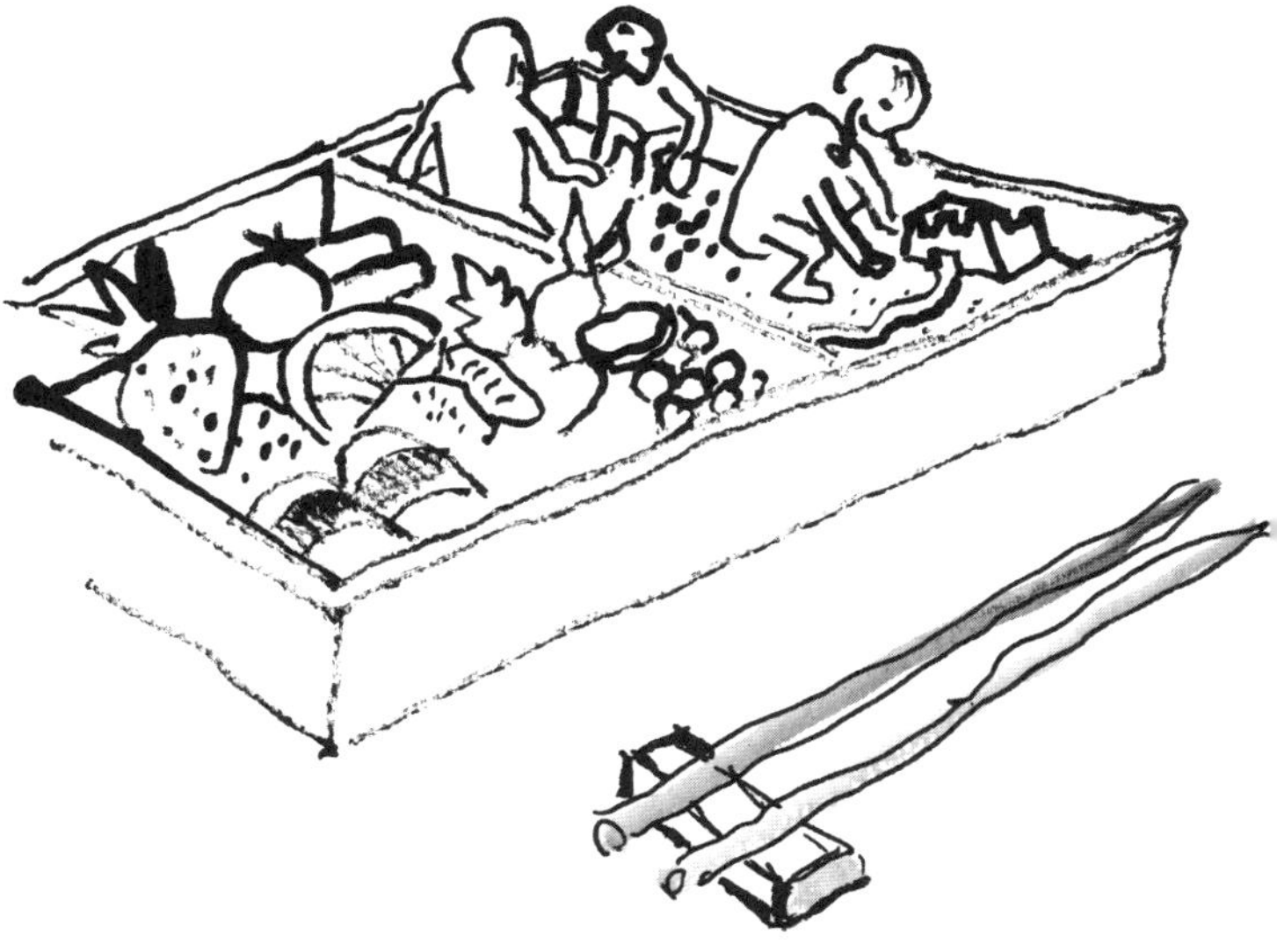

伝えて」と妻に言いながら、また泣いたという。

おばあちゃんは入院中だった。お母さんが病院へ届けた。

おばあちゃんはベッドの上に正座をして、孫の手づくり弁当を受け取った。

「私は結婚以来、たくさんのお弁当をつくってきた。だけど、つくってもらったのはこれが初めて」

ありがとう、ありがとう。おばあちゃんも泣きながら食べた。

自分のつくった弁当を、誰かが泣きながら食べてくれた。「してもらう」喜びだけでなく、「してあげる」喜びを知った。そんな体験をした子供は、どんなことがあっても生き抜けるだろう。

「弁当の日」をきっかけに、親子の会話や一緒に過ごす時間が増えたという声も、学校にたくさん寄せられた。

子供たちの〝心の空腹感〟を満たす

それにしても、なぜ、竹下和男は「弁当の日」をはじめたのだろう。背景には、当時、十七歳前後の少年たちによる痛ましい事件が頻発していたことがあるという。

「人を殺してみたかった」「誰でもよかった」という言葉を、逮捕された少年たちが口々にもらす。そんな事件が続くなかで、ただ「命はかけがえのないものだから大切にしましょう」と説いてもしょうがない。

子供たちが自身の体験をとおして、生きていることのうれしさやありがたさを実感し、命への想像力や共感する力をはぐくんでいけるような仕組みをつくれないだろうか。ほころびかけている家族の絆を結び直せないだろうか。考えて、考え抜いて生まれたのが、「弁当の日」だった。

「どこの学校でも実践できる簡単な仕組みをつくって提案すれば、悲しい事件を全国レベルで少しずつ減らしていけるかなと思ったんです」

だから、保護者や教師たちが渋い顔をしても、あえて強行した。空気を読んで合わせようとは思わなかった。

「空気が読めるというのは、既成の枠がわかっているということです。ただ、既成の枠からはみ出すことをせず、はみ出す可能性のあるものを次々と消去していくと、もう本当にやせ細った中身しかなくなってしまう」

竹下は、学校や家庭に波風を立てることで、そこに漂っている空気を変えたかったのである。カマタと同じ。この人も、空気のことを気にしているのだ。

「生きていくには、社会に適応するための〝社会性〟も必要でしょう。しかし、それを身につけることだけに追われていては、人も組織もやせ細り、やがて社会全体が衰退していく。子供たちには、現状にただ適応するんじゃなく、相手の価値観や社会そのものを変えていく〝社会力〟を身につけてほしいんです」

「弁当の日」は、その後、竹下が赴任した中学校でもはじまった。そこで、こんなことがあった。

「誰かに食べてもらいたい弁当」というテーマを与えたときのこと。生徒たちはそれぞれ、プレゼントしたい相手に何が食べたいかを聞き、家庭科の授業で一生懸命練習した。ところが、いざ本番という日、ある女子生徒がお母さんのためにつくったのは、百パーセント冷凍食品の弁当だった。練習のときと違って、自分で手をかけたものが何一つ入っていなかった。

その理由を聞いて驚いた。

「私は中学三年になるまで、一度も親の手料理を食べたことがない。だから、仕返し弁当だ」

竹下は言う。

「日々の生活のなかで、自分が存在している価値を見つけられず、不安にかられ、〝心の空腹感〟にさいなまれている子供たちがたくさんいます。自分は手をかけて育てる価値のない存在なのかという親への問い。それも、子供の心の空腹感なんです」

お茶のいれ方を知らない子がいるという。ペットボトルのお茶しか飲んだことがないからだ。

遠足や運動会の日、コンビニ弁当やデパートの豪華な弁当を買って与える親がいるという。

包丁やまな板さえない家庭もあるという。

そんな親世代の空気に、子供も染まっている。だから、竹下は「弁当の日」で、時代の空気をかきまわしたかった。

「仕返し弁当」のことを例に出し、彼は子供たちに語りかけた。

「あなたたちが、ここで憎しみの連鎖を断ち切るんだ。断ち切る方法は、手をかけた弁当を自分でつくり、つくってくれなかった親に渡すこと。そこから変わっていくんだ。たとえ親が変われなくても、あなたは仕返し弁当を受け取る側にはならずにすむ。幸せな家庭を自分たちでつくっていけるんだ」

子供たちを蝕《むしば》む〝心の空腹感〟。これ以上、子供の心を飢えさせないために、ぼくたち大人こそが食とのかかわりを、生き方そのものを考え直さなければならない。

最後に、竹下和男はこう言った。

「私は〝弁当の日〟によって、子供を変えようとしたのではありません。子供たちが自分で育っていけるよう、環境を整えてあげたいと思ったのです。そのために、〝弁当の日〟は有効だと今でも確信しています」

実際、「弁当の日」をきっかけに、子供たちを取り巻く環境は変化しはじめる。料理をしなかったお母さんが台所に立つようになった。

こんなことまで学校がやってくれるのなら、なんとか応援しよう、先生たちをフォローしようという保護者が増えた。

教師は自分の仕事に前より誇りと喜びをもてるようになり、やる気を出した。

家庭で、地域で、職員室で、いい連鎖反応が起きていった。

「弁当の日」は、実によくできた仕掛けだと思う。この取り組みを応援したくて、二人で『始めませんか　子どもがつくる「弁当の日」』（自然食通信社）という対談集をつくった。竹下が撮影した子供たちの笑顔の写真も、いっぱい載っている。

竹下は、子供たちに贈った詩のなかで、こんなことを言っている。

食事を作ることの大変さがわかり、家族をありがたく思った人は、優しい人です。

友だちや家族の調理のようすを見て、ひとつでも技を盗めた人は、自ら学ぶ人です。

「あるもので作る」「できたものを食べる」ことができた人は、たくましい人です。

家族が弁当作りを手伝ってくれそうになるのを断れた人は、独り立ちしていく力のある人です。

「いただきます」「ごちそうさま」が言えた人は、感謝の気持ちを忘れない人です。

四国の山のなかにある小さな学校ではじまった取り組みは、日本じゅうに広がっていった。すでに五百校以上が実施している。

それぞれの地域の色に染まって、それぞれの「弁当の日」が根づいていくといいなあ。

骸骨レコード

フリージャズ界の大御所、坂田明と二人、ロシアとベラルーシ共和国を旅した。チェルノブイリの放射能汚染地域にある泉に生息するミジンコを見に行くのが、旅の目的の一つだった。

坂田明はミジンコの研究家だ。じっと顕微鏡をのぞきながら、夜明けまでミジンコの出産を見ている。暗い趣味だと、ぼくはよく茶化す。暗い部屋のなかで、顕微鏡をのぞくピカピカ頭が目に浮かぶ。人のことは言えない。頭は同じ。人はぼくらを「ジャガイモ兄弟」と呼ぶ。似ているのだ。

そんなジャズ界の大御所のCDを、ぼくは二枚プロデュースしている。『ひまわり』と『おむすび』。合わせて三万二千枚を売った。利益はすべて、病気に苦しむイラクやベラルーシの子供たちの薬代にさせてもらっている。

ロシアの大草原を走る夜汽車。コンパートメントには、ジャガイモ兄弟の彼とぼく。ヤボだなあと思った。月夜だった。

夜汽車に揺られながら、坂田明が「骸骨レコード」の話をはじめた。

旧ソ連時代、胸のレントゲン検査のフィルムに溝を刻んで音を吹き込んだソノシートのようなレコード盤が、密かに流通していたという。人々はそれを、骸骨レコードと呼んだ。

肺がんが写っているレントゲンフィルムだってあったかもしれない。さまざまな命の物語が写し出されているフィルムに、若者たちは音楽を刻み込んだ。新しい音楽への強い渇きを、ひしひしと感じる。

当時、西側の音楽を聴くことは許されなかった。それでも若者たちは、ロックやジャズを求めた。政府やKGB（国家保安委員会）の目を盗み、薄暗い地下室に集まって命がけで骸骨レコードを聴いていたのだ。

肋骨の影が写っているフィルムに、ビートルズの『ヘルプ！』なんかが吹き込まれている。

「助けて」

「自由がほしい」

若者たちの叫びが、骸骨レコードに刻み込まれている。

いいなと思った。社会主義国家の重苦しい空気のなかで、よどんだ空気を切り裂こうとしていた若者たちの息づかいまで聞こえてくるようだ。

どんな独裁者でも奪えないもの

坂田明から聞いた骸骨レコードの話は、ずっと忘れられなかった。

数年後、このことを国際交流NGO「ピースボート」の共同代表をしている吉岡達也に話した。

「音楽や自由に対する欲求は、簡単に断ち切れるものではない。権力で抑えようとしても、抑え切れないときがやってくる」

ぼくが熱っぽく語ると、吉岡はプラハでの体験を話しはじめた。

一九八九年十一月、ベルリンの壁が崩れ、チェコにも本当の春が押し寄せた。六八年の「プラハの春」は名前だけで、春は来なかった。あのとき、百万人の若者が首都プラハにあるヴァーツラフ広場を埋めつくした。自由を叫んだ。しかし、ソ連率いるワルシャワ条約機構軍がチェコに侵攻。民主化は失敗した。

二十一年後、今度こそ本物の春をつかもうとする熱気のなか、ビロード革命が起きる。ベルリンの壁崩壊から七日目の十一月十六日、高校生や大学生が立ち上がり、民主化を求めるデモをはじめた。日を追うにつれ、デモの参加者は一万人、五万人、二十万人とふくれあがり、ヴァーツラフ広場を再び埋めつくした。かつてソ連軍の戦車に蹂躙《じゅうりん》された広場で、また「自由を、自由を」と叫んだ。十一月末になると、熱狂は国じゅうに広がっていった。

ちょうどそのころ、吉岡達也は偶然、プラハの街を訪れていた。レストランで出会った数学の教師をしているという夫婦に、声をかけられた。

「泊まるところがないなら、うちにいらっしゃい」

初対面の外国人を家に泊めるなんて、考えられない。プラハに春が来て、心がゆるんでいたからだろうか。時代の空気が、二人にそんなことをさせたのだろう。人の心の自由さは、社会に漂う自由な空気と呼応している。

夫妻のお宅に行くと、「うちの図書館を見るかい？」と声をかけられた。せいぜい三部屋ぐらいの狭いアパートだ。図書館なんてどこにあるんだろう。いぶかしがりながらも、吉岡は「ぜひ」と答えた。

「世界一小さな図書館だよ」

プラハの数学の先生は、笑いながら棚を指さした。

その棚には小さな缶がいくつも置かれていた。取り出したのは、チョコレートの空き缶だった。

ふたを開ける。長いこと密閉されていた秘密の空気が、部屋のなかに拡散した。なかには、巻かれたフィルムが入っていた。

電球の光に透かして、フィルムを見た。ソルジェニーツィンの『収容所群島』。小さな文字が躍っていた。一ページずつ写されたそれは、血と涙と汗の結晶だった。

アレクサンドル・ソルジェニーツィンは、スターリン批判の嫌疑で告発され、強制労働収容所に送られた。十三年後に名誉を回復されてから、収容所での体験を小説化。七〇年にノーベル文学賞を受賞したが、再び逮捕され、国家反逆罪で国外追放される。旧ソ連という国家の暗部を描いた『収容所群島』は、当然、本国では出版禁止。ソ連の支配下にあったチェコスロバキアでも、読むことは許されなかった。

共産主義政権のもと、四十年以上も続いた長い長い「冬」の間、プラハでは、こうやって禁書を読んでいたのか。感動である。

活字に飢えている人たちが、このフィルムをまわし読みしていた。一人でも裏切り者がいれば、一網打尽。ソルジェニーツィン同様、収容所に入れられてしまう。

西欧の音楽やビートルズのレコードを聴くのも、本を読むのも命がけ。圧政、弾圧、密告という空気に負けない強い意志が、ペラペラのフィルムに分厚く宿っている。

「いつの日か、きっと自由を」という祈りと希望が、つまっている。

これが骸骨レコード。これが世界一小さな図書館。人間ってすごいなと思う。

ビロード革命が成功し、自由を勝ち取ってから二十年。二〇〇九年四月五日、アメリカのオバマ大統領が、ヴァーツラフ広場からほど近いプラハ城前のフラチャニ広場で、歴史的な宣言を行った。核兵器を使用したことのある唯一の核保有国として、核兵器のない世界を目指すと明言したプラハ宣言。オバマ大統領がノーベル平和賞を受賞するきっかけになった。

プラハのヴァーツラフ広場には、何かを動かす空気が漂っている。○八年の夏、チェコを旅したとき、ぼくもその空気をまざまざと感じた。

いつの時代でも、もっと感じたい、もっと知りたい、と未知なるものに憧れを抱く若者たちがいる。どこにいても、どんな状況でも、もっと聞きたい、もっと読みたいと切望する大人たちがいる。そして、自分の知ったこと、感じたことを、もっと伝えたいと願う人々がいる。

そんな人間の好奇心や、誰かに伝えたいという想いに、ついたてを立てることなんて、できっこない。

しかし、人間の「知りたい」「感じたい」「伝えたい」という強い想いのこもった空気は、いとも簡単についたてを越えていく。鉄のカーテンやベルリンの壁を乗り越え、それを壊す力さえ秘めているのだ。

正義の味方アンパンマン

アンパンマンに会った。正確にいうと、アンパンマンの作者のやなせたかしに、である。三十数年前、幼稚園児だったぼくの長男はアンパンマンのファンだった。その長男の息子である四歳の孫は、ばいきんまんファンである。

アンパンマンが生まれたのは、一九六九年のことだ。最初は、おなかをすかせた世界の子供たちにアンパンを届ける普通の人間のおじさんが主人公だった。でも、普通のおじさんじゃ、未確認飛行物体として撃ち落とされてしまう可能性があるし、アンパンそのものが空を飛んだほうがおもしろい。そう考えて、今みんなに親しまれている、あのキャラクターができたという。

アンパンマンは、ばいきんまんと戦いを繰り広げる。けれど、ウルトラマンが怪獣

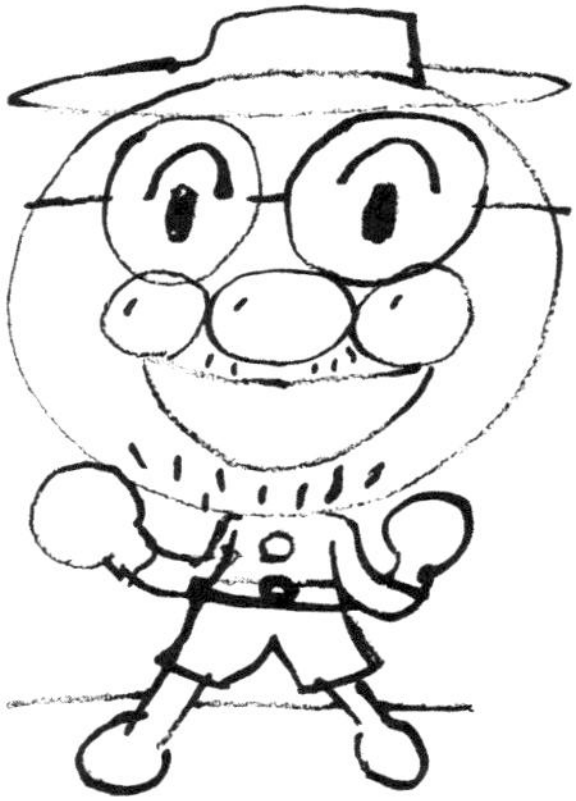

を倒すような一方的な戦いとは違う。

人間に害をなす細菌と役に立つ細菌があるように、ばいきんまんもアンパンマンの敵役《かたき》ではあっても、一方的な悪者ではない。アンパンマンにやられても、やられても、再生して、戦いを挑んでくる。アンパンマンも、そんなばいきんまんを徹底的に打ちのめすことなく、子供を助けている。なんだか、人間と細菌との戦いそのものを見ているようで、おもしろい。


ユニークなキャラクターたちの生みの親、やなせたかしは一九一九年生まれ。九十歳を越えているとは思えないほどお元気だが、実は満身創痍だ。

六十代後半で白内障と緑内障を患った。七十代で心筋梗塞になり、膵臓の病気で一部を摘出。糖尿病も発症した。今はがんと闘っている。

八十五歳のとき腎臓がんで、左の腎臓を摘出。その後、膀胱がんになり、十回も再発を繰り返しては、その都度、内視鏡で手術をした。放射線治療やＢＣＧ（結核ワクチン）による免疫療法も受けている。

腎臓にがんが見つかったとき、「取りましょうか」と医師に言われて、「お願いします」と即答した。以前、腎結石の治療をしたとき、腎臓が少し変形しているのが気になっていたので喜んで手術してもらったのだという。う〜ん、がんより腎臓の形のほうを気にして取っちゃおうと考えるところが、なんともユニーク。

手術後、痛くて痛くて、「腎臓を取るんじゃなかった」と泣き言を言うと、医師は、「みなさん、そう言うんです」と平気な顔をして答えたという。

こんな話を大笑いしながら語る。つられて、ぼくも笑ってしまった。

つらくても、苦しくても、痛くても、この人は、笑いながらなんでも受け入れてしまう。やっぱりアンパンマンは違うなと、わけもなく納得させられた。

膀胱がんの手術をしたときは、すぐに再発した。ふつうは落ち込む。

「お医者さんに、『こんなに早く再発するのは、あなたの細胞がお若い証拠ですよ』と言われた。なんだかほめられたような気がして、うれしくなって、『そうですか、また手術をお願いします』と答えていました」

いいなあ。こういうノリ、大好き。深刻に考えすぎない生き方……勉強になる。

本当に細胞が若すぎたのか、また再発してしまった。手術をしたあと、看護師さんたちにやたらとモテた。

「若い看護師さんに、また来てくださいと言われると、また来ようかという気になってしまう」

デカい。人間が大きい。申し訳ないけど、おかしい。涙が出るほど笑ってしまった。またまた再発した。今度は放射線を当てることになった。担当の女医さんが「だいじょうぶですよ」とやさしく言ってくれた。

「そう言われると、本当にだいじょうぶだと私は思ってしまうんです」

底抜けに明るいのである。

「自分」を食べてもらう幸せ

アンパンマンは、おなかをすかせている人に自分の顔をちぎって食べさせてあげる。不思議な話である。

やなせたかしは、たくさんの詩人やイラストレーターを育てた。『詩とメルヘン』や『詩とファンタジー』という雑誌をとおして、イラストレーターだけで二百人くらいは育てたという。おそらく私財を投じて、若い芸術家たちの活動の場をつくっていたのではないかと勝手に想像している。

がんで入院中には、あと一週間の命だという小児がんの子供の担当医から、なんとかアンパンマンに会わせてやってほしいと頼まれた。年の瀬、着ぐるみのアンパンマンを病室まで連れていった。その子はアンパンマンと握手をして、とても喜んだ。

年が明けると、小児病棟でアンパンマン・コンサートを開いた。やなせは歌手でもある。詩人でもある。余命一週間と言われた子供は、元気そうな顔で車椅子に乗っていた。助かったのだ。その姿を見て、感動したという。

自分も病気なのに、子供のために大切な時間とエネルギーを割く。まるで自分の顔を飢えた子供に食べさせる、本当のアンパンマンのようだ。

やなせたかしは、子供時代にずいぶん苦労している。五歳のとき、新聞の特派員だった父親が三十二歳の若さで亡くなり、親戚の家に引き取られた。伯父は高知県で小児科医をしていたが、内情はとてもたいへんだった。

だから、自転車がほしいと、どうしても言えなかった。

修学旅行も、体調が悪いと言って行かなかった。

やさしい伯母さんにも、甘えることができなかった。

「苦労したんですね」

ぼくが言うと、

「苦労しました。でも、いい苦労でした」

と微笑《ほほえ》む。

夏休みにおばあちゃんの家に遊びに行くと、卵焼きや卵かけご飯を食べさせてくれた。当時、卵は貴重だった。

やなせは大人になってから、おばあちゃんにどんな夢があるか聞いたことがある。

「一度でいいから、ゆで卵をおなかいっぱい食べたい」

あっと思った。おばあちゃんは自分も好きだった卵をいっさい食べず、やなせ少年に食べさせてくれていたのだ。

遅咲きって、おしゃれ

やなせたかしは遅咲きである。手塚治虫や石ノ森章太郎は十代で世に出た。やなせたかしが、それまで勤めていた三越を辞め、専業の漫画家となったのは三十代半ば。五十四歳でアンパンマンの絵本の一冊目を出したけれど、最初は批評家や幼稚園の先生から酷評されたという。

「才能がないんです」

やなせはそう言って笑うけれど、とんでもない。大人の酷評などものともせず、アンパンマンは子供たちの間で人気を集め、絵本シリーズの発行部数だけでも、すでに五千万部を超えている。

作詞家としてもすごい。みんなが知っている『手のひらを太陽に』という歌の作詞は、やなせたかしだ。

世の中に出ていくためには、そのときの世の中の空気が自分に合う必要がある。

やなせたかしは、その空気が変わるのを待っていたのかもしれない。

アンパンマンが誕生したころは、団塊の世代が子供を産んだ第二次ベビーブームだった。まだそれほど豊かではないが、この国をよくしようという勢いがあった。

やなせたかしは言う。

「ウルトラマンにしても、スーパーマンにしても、怪獣や悪者をやっつけて正義ということになっています。私はそれが納得できなかった。怪獣や悪者にも言い分があるはずです。

最近の例でいえば、アメリカにとってイラクのフセインを倒すことは正義でした。しかし、フセイン側からすればアメリカと戦うことがジハード、聖戦なのです。A国にはA国の正義があり、B国にはB国の正義がある。では、本当の正義とは何か」

ここが、アンパンマンのすごいところである。

「世界には、飢えて死ぬ子供がいっぱいいる。本当の正義の味方なら、国境を越えて助けに行く。私はそう考えたわけです」

うん、うん、ぼくと同じだ、同じだと思った。

国境を越えて、助けに行っちゃうんだ。

自分の顔をちぎって与えれば、悪者と戦う力が落ちてしまう。それがわかっていても、アンパンマンは、おなかがすいている人を助けることを優先する。

「本当の正義というのは、決してかっこうのいいものではありません。そして、そのために自分も深く傷つくものだと思います」

自分たちの理屈や理論でつくり出した正義を振りかざすのではなく、生きられない子供たちをとにかく助ける。これが、アンパンマンの独自の哲学だ。

本当の正義の味方が見えた。国家や個人の欲望の向こう側に、もっとやらなくてはいけない大切なことがあるのだ。

遅咲きの作家は、単に空気が変わるのを待っていたのではなかった。

自らの力で、社会の空気をちょっとでも変えたい。そう考えながら、虎視眈々と世の中に出るタイミングをうかがっていたのではないだろうか。

六十一歳のぼくと、三十五歳の息子と、四歳の孫。みんなアンパンマンのファンである。

空気はお金で買えるのか

「空気」が売買されている。

二酸化炭素やメタンなど温室効果ガスの排出権を、炭素クレジットとして取引する新しい動きがはじまっている。たとえば、先進国が開発途上国に技術や資金援助を行って温室効果ガスを削減できた場合、クレジットが発行され、自国の排出枠に充当できる「クリーン開発メカニズム」。定められた排出枠をオーバーした国や企業と、排出枠が余った国・企業の間でクレジットを売買する「排出量取引」も増えている。

京都議定書を守るには、日本は二〇一二年までに一九九〇年との比較で六パーセントの温室効果ガスを削減しないといけない。しかし、対策が進まず、排出量はずっと増加傾向にある。

この六パーセントの削減目標を達成するには、四億トンの排出権を購入しなければ

AIR for SALE

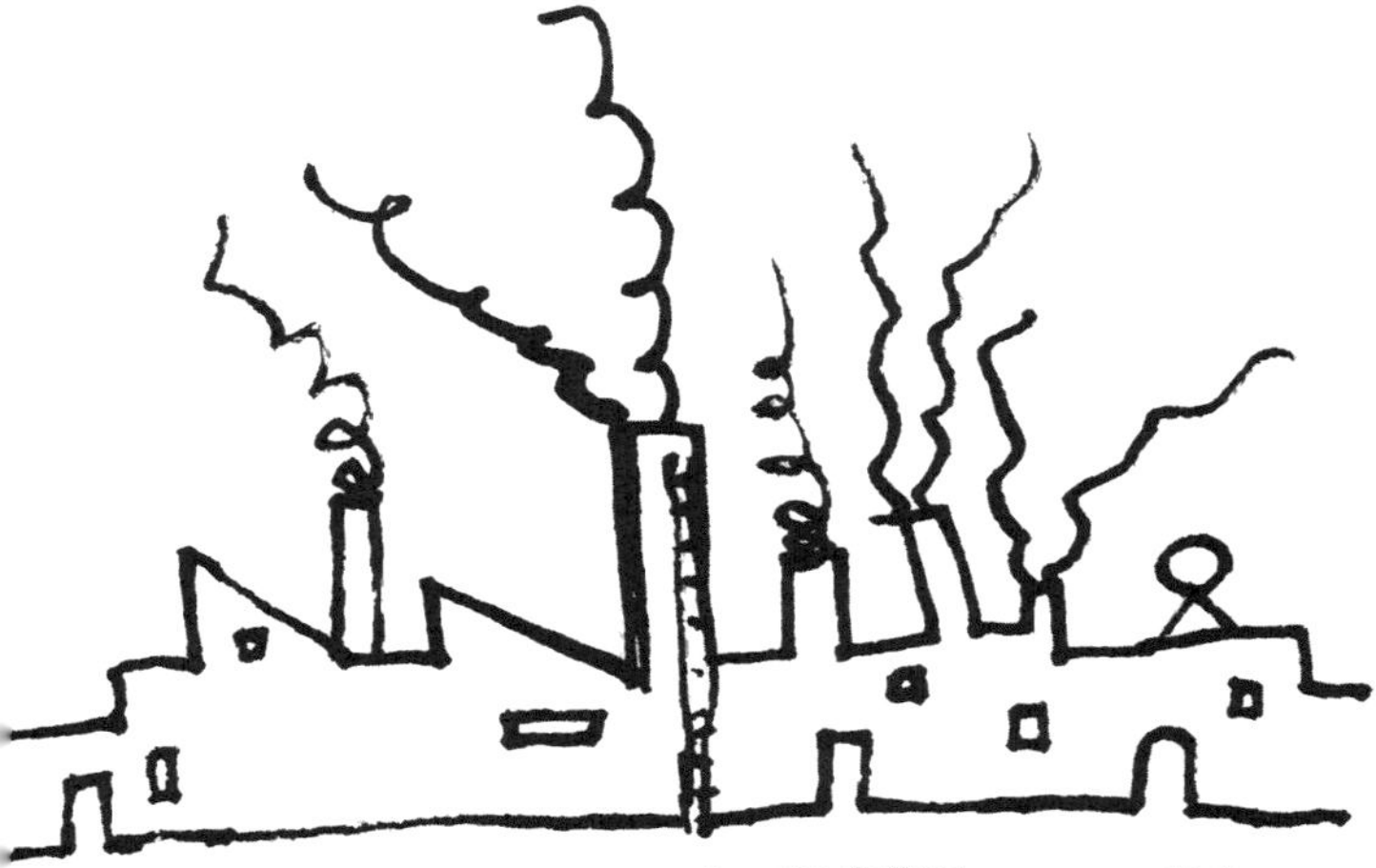

ならないといわれている。トン当たり十五ユーロで買うとしても、約八千億円だ。

鳩山内閣は、二酸化炭素の排出量を二〇二〇年までに九〇年比で二五パーセント削減すると明言した。実現するには、排出権ビジネスを無視することはできない。

でも、こんな怪しいシステムにお金を払うなんて、バカバカしい。

世界で売買されている炭素クレジットの約六割が、中国のものだという。今や中国はアメリカを抜いて世界一の温室効果ガス排出国だが、京都議定書が締結された九七年には途上国と見なされ、削減義務を負わなかった。そんな中国やインド、ブラジルといった途上国の排出権が、また当時は経済の停滞で排出量が減っていたため削減目標を低く設定されたロシアやウクライナなどの余剰分が、新たな金融商品として注目を集めている。

なんか、危なっかしい。サブプライムローン問題を連想してしまう。実体のないものでお金を動かしながら、異常な世界をつくり上げ、世界同時不況の嵐を巻き起こしたサブプライムローン。この空気ビジネスも、どこかそれに似ているのだ。

地球環境を守ることは大切だが、空気をビジネスにしないほうがいい。うかつにこの世界に手を出すと、日本は食い物にされる危険性がある。やはり日本は日本らしく、実体のある技術を開発し、二酸化炭素の排出量を抑える努力をしたほうがいい。

「空気のような看護師」を目指す学生

最近、諏訪中央病院看護専門学校で、偶然、空気の話を聞いた。

ぼくは、この看護学校で名誉学校長という、なんだかわけのわからない役に就いていて、ボランティアで年に四十五時間の授業をしている。

一年生には保健医療論を教えている。健康づくり運動や命をどう支えるかという経験とともに、医学とは何か、看護とは何かなど、基礎的な内容を講義している。

三年生には看護哲学を教えている。できるだけわかりやすく哲学の話をし、哲学のある看護師さんを育てたいと思っている。

カマタ流「哲学のある看護師」をレクチャーし、学生の何人かに質問をしたときのこと。人生でまわり道をしてきた三十歳の男性看護学生に声をかけた。

「きみは、どんな哲学のある看護師になりたいの？」

「ぼくは、患者さんにとって空気のような看護師になりたいと思います」

おっ、と思った。

講義のなかで、KYについて話したことがある。「空気を読めない人はダメな人なんてレッテルを貼らないようにしよう」。そんな内容だ。彼の答えは、ぼくの授業に対応している。たいしたものだと思った。

「すごい言葉ですね。絶対に忘れないでください。日本じゅうに、こんなことの言える看護師の卵はそういませんよ」

彼は続けた。

「空気は見えません。見えないけど、ぼくらのまわりには間違いなく空気がある。空気は大切です。空気がなければ生きられません。

患者さんが気づかないうちに援助ができるような看護師になりたいと思っています。あとから、空気のように、どうしても必要な存在だったなあと気がついてもらえるような看護をしたいと思っています」

なかなかすごい。

彼はさらに言葉を継いだ。

「今はまだ看護学生なので、患者さんに力を貸していただいて、看護実習をしています。実習をさせていただいて、ありがたいと思っています。なのに、ときどき患者さんから『ありがとう、きみがいて少し助かった』なんて言ってもらい、天にも昇る気分になります。『ありがとう』と『ありがとう』が行ったり来たりすることで、空気ってあたたかくなるんですね」

この学生の言う「空気」は、お金で買うことはできない。人に売ることもできない。ただ、彼がもっている空気は、彼の誇りになったり、彼と接する患者さんの生きる力となったりする。

空気は実に大切なものだ。命にとって、なくてはならないものだ。

空気ビジネスなんてウソっぽい、とぼくは思っている。

2章

空気に流されない

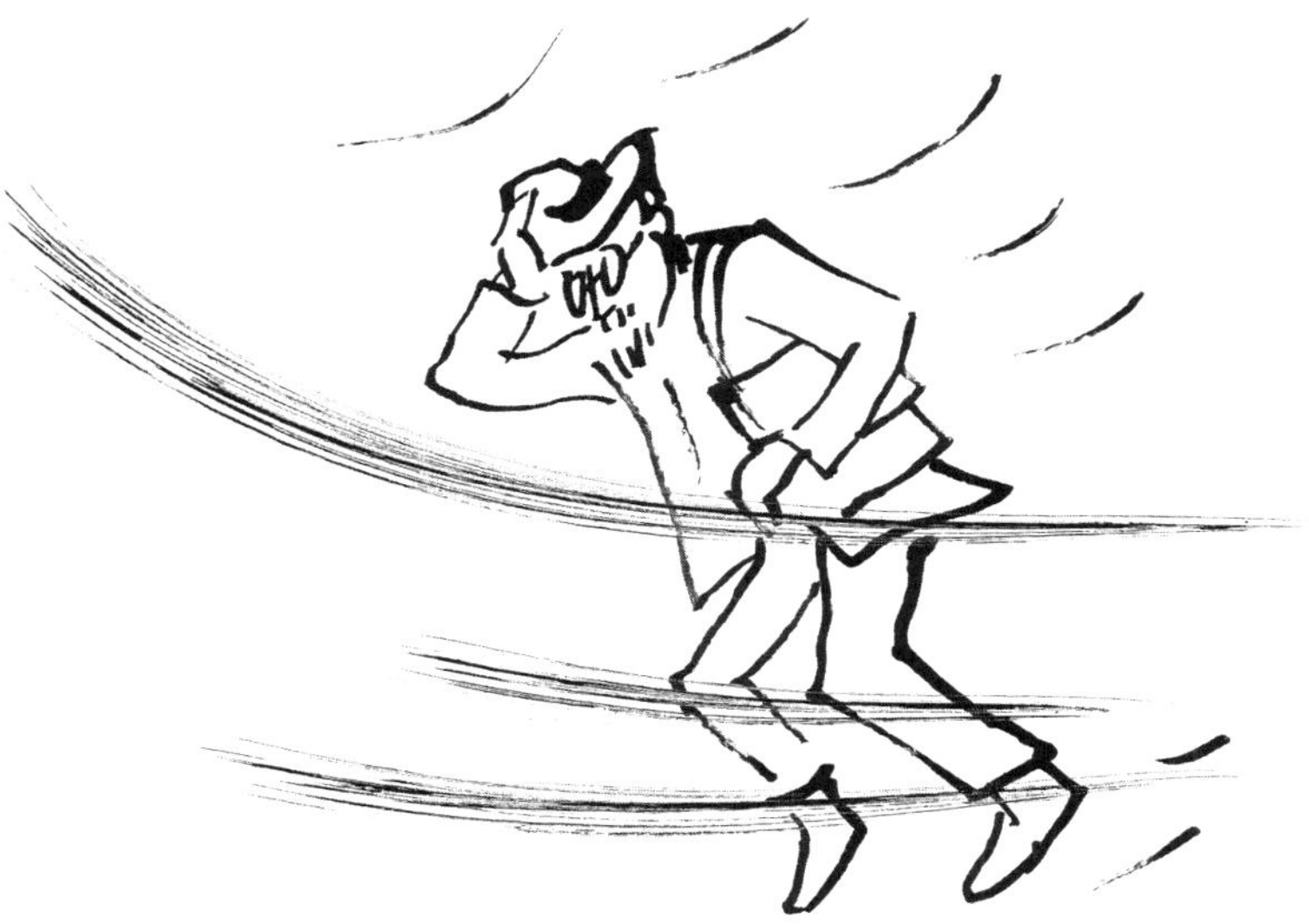

「アラ還」の不良少年

壮大な無駄かもしれない——。

そう思いながら、友人の戸井十月《じゅうがつ》は、過酷な旅を続けている。作家なのに、おかしなやつなのだ。バイクに乗り、五大陸を制覇しようとしている。

バイクの免許を取ったのは、三十歳のとき。暴走族の取材がきっかけだったという。三十代の間に、「鋼の馬」を駆って世界を走った。シルクロード一万キロ。北南米大陸縦断三万キロ。カリブ海の島々……。

そんな彼が五十代を目前にして、あらたに五大陸走破という壮大な計画を立てた。一九九七年に北米大陸を一周し、翌年、オーストラリア大陸を一周。二〇〇一年にアフリカ大陸を縦断。そして〇五年には、南米大陸を一周。百二十日間で三万キロを駆け抜けた。

体を張って本を書く。肉体派の作家のように見えるが、繊細で、ところどころ知的で、やんちゃな不良少年のような奔放さをもっている。

南米大陸走破に挑んだときは、五十六歳だった。四〇度を超える砂漠に砂塵を撒き散らし、氷や雪の道を震えながら走り、いくつもの川や沼や湿地帯を水浸しになって渡る過酷な旅が続いた。でも、へこたれない。雪目になったり、結膜炎になったり、発熱でダウンしたり。ダートをスタンディング・ポジションで走り抜け、その晩、こむら返りを起こし、仲間たちに笑われた。オヤジだからしょうがない。

自分でも、何がほしくてこんな旅をしているのか、いつまでこんな旅を続けるのか、何度も自問したという。

人はなぜ旅をするのか――。戸井が答える。

「未知の世界と出会えば出会うほど、もっと知らない世界があることを知らされる。だから、旅をすればするほど旅への想いは募ってゆく。旅とはそういうものだ」

旅は、ぼくらを日常のしがらみから解放してくれる。当たり前の話だが、人は旅を終え、しがらみの世界へ戻っていく。これを繰り返しているうちに、しがらみから離脱することが怖くなくなる。いい旅をしている人は、知らないうちに精神が自由になっていく。

蚊の大群に襲われ、スズメバチに刺され、皮膚の下にニクバエの卵を産みつけられ、それでも彼は旅を続ける。

「寒いとか、痛いとか、疲れたとか、眠いといった感覚や感情はひたすら押し殺し、目の前の路面だけを見て、黙々と走り続ける。

さらに時間がたつと、自分が原野の一部になっていることに気づくときがくる。そこいらに転がっている石や灌木《かんぼく》と、自分との間にたいした違いはないという心境に達すると、人は強くなる。疲れや空腹とは無縁だ。こうなると、人はたいがいのことを我慢できる。そして、活路が見えてくる。

原野で生き延びる秘訣は、自分自身が原野の一部になることだと教えてくれたのも、また原野だった」

なんだか哲学的なのである。体を張った肉体派の物書きが、なんとも詩人で哲学者なのである。戸井十月の言葉は、いつも心をキュウンとあたたかくしてくれる。

少年の空気をもち続ける

確か、蓼科《たてしな》の露天風呂に二人で入りながら聞いた話だ。どこかの大陸を走っていたとき、八十歳ぐらいのオールドライダーと路上で出くわした。かっこよかった。

「まるで少年のようだ」

戸井が声をかけると、オールドライダーが答えた。

「少年になるまでに八十年もかかってしまった」

すごい言葉だと思った。

人生は少年からはじまって、少年に戻っていくことなのかもしれない。なんのしがらみもなく、日が暮れるのを惜しむようにめいっぱい遊んだあの日が懐かしい。

戸井十月もぼくも一九四八年生まれ。還暦を越えた。ぼくの人生設計書によれば、そろそろ少年に戻りはじめているはずなのに、相変わらず忙しく、しがらみのなかで汗をタラタラと流しながら必死に生きている。爽快な汗ではなく、アブラ汗だったり、冷や汗だったりすることが多い。だから、戸井十月という不良少年を、いつも遠くから羨望の眼差しで見ている。

あの日、彼はこうも言っていた。六十歳になったら、五大陸の最後の難関ユーラシア大陸横断を目指し、赤いジャケットを着て出発する、と。

〇九年の夏、アラ還の不良少年は、赤いチャンチャンコならぬ真っ赤なジャケットをまとって旅立った。七月九日午前七時、ユーラシア大陸の最西端に位置するポルトガル・ロカ岬をスタート。四カ月をかけて二十カ国、四万キロを走る。

戸井から一枚の絵はがきが届いたのは、十月十二日。ちょうど彼の六十一歳の誕生日だった。

〈旅をはじめて、早三カ月。霧の天山《テンシャン》越え。中国公安の嫌がらせ。砂嵐のタクラマカン。いろんなことが起こっていますが、元気にオートバイで前に進んでいます。

あらためてですが、二度までのカンパ、本当にありがとう。大切に使っています。もう長野のほうには足を向けて寝られませんね。これからモンゴルに入り、ロシアを走り抜けて、十一月初頭、帰国します。再会の日を楽しみに〉

ガソリンの高騰で予算が足りなくなったと聞き、わずかなカンパをしたぼくにまで、旅先から感謝の言葉を送ってくる。連日の強行軍で疲れているだろうに、律儀な男なのだ。ラクダに乗った隊商が夕陽のタクラマカン砂漠を行く絵はがきは、シルクロードの乾いた空気と壮大な冒険旅行のロマンも届けてくれた。

戸井十月は、人生の楽しみ方を知っている。ぼくも、ぼくなりに人生を楽しんでいるつもりだけれど、彼にはとてもかなわない。こういう同年代がいるのはいいな、ありがたいなと思う。彼が旅先から送ってくれるさわやかな空気が、日本にはびこっているよどんだ空気を吹き飛ばし、心に新鮮な風を吹き込んでくれる。

十一月四日、ユーラシア大陸横断のゴールである東京・青山の本田技研工業本社前に到着。五大陸走破の旅は終わった。でも、彼のことだ。きっとまた、あらたな夢に向かって旅をはじめるのだろう。何しろ、蓼科の露天風呂で満天の星を眺めながら、こう熱く語っていた男だから。

「風景のうしろにある歴史や風土は、この年になってこそ見えてくる。死ぬまで旅はやめないよ」

あるチェリストの「プラハの春」

人間の心が政治や経済に翻弄されることがある。ミャンマーのアウン・サン・スー・チーのように、政治によって人生をめちゃめちゃにされた人もいる。

東西冷戦下では、何百万人もの人が体制の餌食になった。生活の質も、人生の質も、魂の質さえも、ねじ曲げられた。時代の空気が、人の人生を変えてしまう。

しかし、時の空気に流されない人間はいる。これは、時代に翻弄されなかった男の物語だ。

二〇〇二年の春、突然、山口さんという夫妻から電話がかかってきた。面識はない。話を聞くと、どうもコンサートの〝押し売り〟らしい。ヴラダン・コチというチェコのチェリストのコンサートを開いてくれないか、という。

諏訪中央病院は一九九〇年から、畑中良輔先生を中心に、日本の著名な音楽家たちによるホスピタルコンサートを行ってきた。病院でコンサートを催したいという希望は、実はたくさんある。しかし、そのほとんどをお断りしている。演奏があるレベルに達していること、患者さんの体や心に元気を与えること、病院の雰囲気にマッチしていることにこだわってきたからだ。

突然の申し出に、ぼくの態度は煮えきらなかった。コチという音楽家が、どの程度の音を出せる人なのかわからないので、どちらかというと、お断りする方向に傾いていた。

山口夫妻は食い下がってくる。すばらしい音楽家だ、と熱く訴える。何度か電話をもらううち、彼らは書籍のプロモーションが本業で、押し売りなどではないことがわかってきた。知人から紹介されたチェコ人チェリストの音楽と人柄に惹かれ、ボランティアで協力しているだけ。コチが病院や福祉施設でチャリティコンサートを開けるよう、交通費から何からすべて持ち出しで奔走し、通訳やアテンドも引き受けているらしい。

山口夫妻をこんなにも魅了したチェロを、ぼくも聴いてみたいと思った。

コンサートの日がやってきた。ヴラダン・コチは、四十代なのに少年のような顔をしていた。吹き抜けになっている病院のロビー。ふっと一瞬、天を仰ぐと、彼は弦に弓をあてた。

初めの一音を聴いたとたん、ああ、すごいと思った。澄んでいる。音があたたかい。力強く、重く、それでいて、やわらかい。不思議なチェロだった。コンサートは大成功だった。

これほどの技量をもった男が、なぜボランティアでコンサートをしているのだろう。不思議に思いながらも、豊かなチェロの音色に、ぼくの心はわしづかみにされていた。

たった一人のためのコンサート

一年ほどして、また山口夫妻から電話をいただいた。今度は二つ返事で承諾した。

そのころ、病院の緩和ケア病棟に、がんの末期を迎えた五十一歳の女性が入院していた。彼女は、蓼科の森のなかで小さなフランス料理店を営んでいた。お店ではいつもクラシック音楽を流していたという。

ロビーでのホスピタルコンサートの話をすると、彼女はその日を楽しみに待った。しかし、彼女のがんは体じゅうに広がった。日に日に衰弱していった。コチの二度目のコンサートの日、ロビーに下りていく体力は残されていなかった。

どうしても彼女にコチのチェロを聴かせてあげたい、とぼくは思った。病院の二階にある緩和ケア病棟の、彼女がいる奥の部屋まで音が届くように、ドアをすべて開け放った。

コンサートがはじまる一時間ほど前、ロビーでピアニストと音合わせをしていたコチに、彼女のことを話した。

「二階の病室で、あなたの音楽を聴いている人がいる。そのつもりで弾いてあげてください」

すると、コチの目の色が変わった。即座にチェロを手にすると、彼女の部屋へ案内してほしいと言う。

「私は音楽を欲している人のために、音楽を届けにやって来ました。その患者さんのところで弾かせてください」

病室に入ると、コチは柔和な笑みを浮かべて、彼女の手を握った。そして、チェロを奏ではじめた。言葉はいらなかった。

バッハの『無伴奏チェロ組曲』に続いて、『浜辺の歌』が静かにはじまった。まさか日本の歌を弾いてくれるとは思わなかったのだろう。彼女の目に涙があふれてきた。心にしみいるチェロの調べに浸りながら、自分の人生を振り返っているように見えた。

演奏が終わると、コチは彼女にハグをして病室を出た。二人とも、いい笑顔を浮かべていた。

彼女は、かたわらにいたご主人に「ありがとう」と言った。すべてを受容したのだと思う。がんが末期であることも、自分の命がつきようとしていることも。そして、がんが見つかってからの半年、世話をしてくれたご主人に「さよなら」を伝えた。

それから、横にいたぼくの手を握った。

「ありがとう。幸せです」

命がつきようとしていることを自覚してなお、この女性は幸せだと言う。幸せってなんだろう。いい家族、いい友人、やりがいのある仕事、懐かしい故郷の情景……。チェロの余韻とともに、さまざまな思い出がやさしく震える。

遠い異国からやって来た男の音楽が、病室の空気をあたたかく包み、一人の人間を「受容」へと導いたのである。すごい音楽家だと思った。

人を殺さないという選択

ぼくは、ヴラダン・コチという男に興味をもちはじめていた。

ドヴォルザークが学長を務めていたことでも知られる名門、プラハ音楽院の教授としてチェロと室内楽を教える一方、世界各地で演奏活動を行っている。日本にも何度も来て、コンサートを開いていた。

東京などで大きなコンサートを終えると、そのあと、ボランティアで演奏会をすることを望んだ。来日中、彼の世話をしている山口夫妻に、病に苦しむ人や身寄りのない子供たちのために演奏できる場を探してほしいと頼んだという。

なぜ、そこまでするのだろう。不思議だった。理由は徐々にわかってきた。

一九八八年、コチはチェコスロバキア（当時）の兵役を拒否した。共産主義政権のもとで、それは国家に弓を引くことを意味する。捕らえられ、裁判にかけられた。国からは、「一生音楽をさせない」と言われた。単なる脅しではないことはよくわかっていた。

学生時代、彼はチェロを弾くだけでなく、ギターを片手に歌を歌い、民主化運動に携わっていた。熱心なコミュニストだった音楽学校の副校長と論戦してにらまれ、公共の場での演奏やコンクールに出ることを禁じられていた時期もあった。徴兵を拒む前から、この青年は国家にとって目障りな存在だったのである。

裁判で一年半の懲役を科せられた。〝良心の囚人〟となった。

徴兵に疑問を抱くことすら許されない空気のなかで、周囲の人々もコチの選択に非難を浴びせた。多くの友人が、そして兄が、彼のもとから去っていった。

投獄されて三カ月後、国の独立七十周年を記念する祝典の際、恩赦が行われた。二度と国家に反逆しないように厳しく言い渡され、刑務所から出された。

翌年、また徴兵の季節がめぐってきた。政府は今度こそ、彼が従うと思っていた。しかし、コチは再び兵役を拒否する。軍の上層部は怒り、誓約書にサインしなければ最低三年は服役させると迫ったが、コチの意志は固く、頑としてぶれなかった。

どうしてそんなに勇気があるのか。ぼくは聞いた。

「自分には人を殺すことはできない」

声に出して読み上げ、サインすることを求められた誓約書には、軍の上官とチェコスロバキア共産党、そしてソビエト連邦の軍隊に従う従順な兵士となり、命令されれば銃を手にあらゆる敵と戦うことを誓う――と書かれていた。

「共産党にとっての敵とは、体制に対してデモを行っている学生や隣人かもしれない。当時は、人権を守る人、信心深い人、誰だって〝敵〟になり得たのです。私には、そんなことは誓えなかった。私は人を愛したかった」

もう一つ理由があった。自分の心をごまかしたくなかったのだ。

「兵役は二年間ですが、大学で軍についての科目を履修していれば一年ですみます。

私も音楽学校で軍隊について学び、屋外訓練も受けていました。

一年で終わるんだから、その間だけ我慢すればいいじゃないかと考える人もいるでしょう。銃を人に向けるような事態に陥る可能性は、少ないかもしれない。でも、ここで自分の心をごまかしてしまったら、その後の人生すべてに影響してくる。体制に従属するだけの奴隷のような人生は送りたくなかったのです」

投獄される前、コチはプラハ室内オーケストラの首席チェリストだった。海外にコンサートに行ったとき、そのまま戻らず亡命するチャンスが三度あった。

「国に帰れば収監されるとわかっていて戻るのは、正直、難しい選択でした。でも、逃げてはいけない、帰国しなければ、と思いました」

この国の空気には染まりたくない。しかし、染まるのがいやだからといって安易に逃げ出してしまっては、やはり自分の心をごまかすことになる。国民の心をがんじがらめにしているシステムに、せめて一石を投じたいと思った。

どんなに強いプレッシャーをかけられても人間の心は変えられないことを、見せつけたかった。

強い意志を育てたもの

ヴラダン・コチのホスピタルコンサートは、それから毎年のように開かれた。三度目のコンサートのとき、一人の男性が訪ねてきた。ベッドサイドでの演奏に涙した、あの末期がんの女性のご主人だった。奥さんは、その後ほどなくして亡くなったが、コチにお礼を言いに来たのである。

「妻も、自分も、一番つらいときにあなたの音楽に救われました。感謝しています」

コチはやさしい笑みを浮かべ、ご主人の手をギュッと握った。ぼくは、この男がどんどん好きになっていった。

さらに一年が過ぎ、諏訪中央病院での四度目のコンサートを開きたいと電話があった。大歓迎である。

彼が希望した日は、ちょうどぼくがイラクの難民キャンプでの診察を終え、帰国する予定の日だった。コンサートの時間までに、間に合うだろうか。

その日、ぼくはトルコ経由で成田に戻り、新宿から「あずさ」に乗って、諏訪中央病院へと急いだ。病院のロビーには、すでにチェロの美しい音が響いていた。

ぼくが難民キャンプで子供たちを診察し、たった今戻ったことを知り、コチは驚いた。今度は、彼がぼくに興味をもちはじめた。

身を乗り出すようにしてぼくの話を聞いていたかと思うと、突然こう口にした。

「ドクター・カマタに協力したい。プラハでレコーディングをしましょう」

ぼくたちのNGO「日本チェルノブイリ連帯基金」（JCF）がつくった「がんばらないレーベル」からCDを出す約束をしてくれたのだ。このレーベルからは、すでにジャズのCDが二枚出ている。収益はすべて、イラクやチェルノブイリの子供たちの薬代に充てている。ありがたい申し出だった。

コチの提案を実現するため、ぼくは二〇〇八年夏のスケジュールを組み直した。

その夏、チェルノブイリ放射能高汚染地のベトカという小さな町を訪れ、地域病院と十五の診療所をまわる予定だった。JCFに毎年たくさんの寄付をしてくれているスイスの団体から、講演にも呼ばれていた。ベラルーシからスイスに移動するとき、プラハを経由してレコーディングをしよう。強引なスケジュールだが、それしかない。チェルノブイリ原発事故から二十年以上が過ぎた今も、ベトカには六〇キュリー以上の放射能が残っている。視察を終え、プラハ国際空港に降り立つと、コチがにこやかな顔で迎えてくれた。

プラハの街には音楽があふれていた。市内の教会でミニコンサートを楽しんだあと、夜の街を歩いた。

ライトアップされたプラハ城を眺めながら、コチは人生の話をはじめた。

「父は大学で歴史と哲学を、母はロシア文学とスラブ語を教えていました。二人ともコミュニストでした。第二次大戦後、多くの若者が共産党のイデオロギーを信じ、入党したんです。ドイツから我が国を解放してくれたソ連がすることなら、正しいに違いないと思っていた。共産主義の真の姿を知っている人たちは投獄されてしまったので、みんな実態を知らなかったんですね。典型的な洗脳だったと思います。

しかし〝プラハの春〟のとき、両親は改革派に協力したのです」

一九六〇年代、チェコスロバキアでは、共産主義の枠内ではあったが、民主化の動きが起きた。改革派のドゥプチェクが第一書記に就任すると、一気に言論の自由が進んだ。ソ連の傀儡《かいらい》として国を統治してきた保守派への批判と、改革の気運がさらに高まった。この自由を求める運動を〝プラハの春〟と呼び、世界が注目した。

しかし、六八年、ソ連率いるワルシャワ条約機構軍がチェコスロバキアに侵攻。たちまち全土を占領してしまった。マスコミも支配下におかれた。

「当時、私は五歳でした。でも八月二十日の夜、ソ連の戦車が列をなして街に入ってきたこと、父が戦車に向かってものを投げていたことを、はっきりと覚えています」

それから五カ月後、戦車に蹂躙された首都プラハのヴァーツラフ広場で、ヤン・パラフという二十歳の学生が焼身自殺をした。軍事侵攻への抗議と、再び口を閉ざしうつむいてしまった人々への呼びかけの意味を込め、自らを国民の心に火をつける松明《たいまつ》にしたのだという。

けれど、その願いはかなわなかった。ソ連軍を後ろ盾に保守派が巻き返し、改革派は追放された。コチの父親も大学を追われた。

「改革派だった人たちの多くが、生きるために体制におもねり、態度を変えていきました。母も表面的には折れたので大学にとどまることができたのですが、それが原因で両親は離婚。父とは連絡すら取れなくなってしまった。

再会できたのは六年後。父は、北部や西部の工業地帯を転々としながら、工場で働かされていました」

父の追放後、母が再婚。コチは、心に空いた隙間を埋めるかのように、九歳で習いはじめたチェロと読書にのめり込んだ。歴史、科学、神話、宗教、哲学、トルストイにドストエフスキー、バルザックにヴィクトル・ユゴー……ジャンルを問わず、家にあった本を片っ端から読んだという。

「本のなかには、どのように考えるべきかについてのヒントが、たくさんつまっていました。八歳ぐらいから、自分を取り巻いている状況に漠然とした違和感を覚えていたんですが、いろんなことを知るにつれ、世の中が間違った方向に進んでいると確信するようになった。

でも、まわりの人たちを変えるのは難しい。だから、まず自分から変わろう、体制の奴隷にはなるまい、と決意したのです」

ふつうの人間が世界を変える

両親と同じように、コチも国家から選択を迫られた。彼は、国ではなく、自分の良心に従うことを選んだ。そのとき、息子トーマスは三歳だった。

コチの夫人ハナに会ったとき、ぼくは聞かずにはいられなかった。「共産主義の国で、政府に反対することが怖くなかったの？」と。

「彼の信念を守ってあげたいと思いました。夫の考えは間違っていない。私たちの心のなかには、共通の信念があります。だから、怖くはありませんでした」

コチが、言葉を継いだ。

「私は基本的人権を行使しただけで、悪いことをしたわけではありません。息子にとっても、父親が何かに従い続けるより、自分の信念のもと牢獄に入る姿を見せたほうが、ずっといい」

二度目の収監生活は、厳しいものとなった。獄内にある病院で、朝四時から夜十一

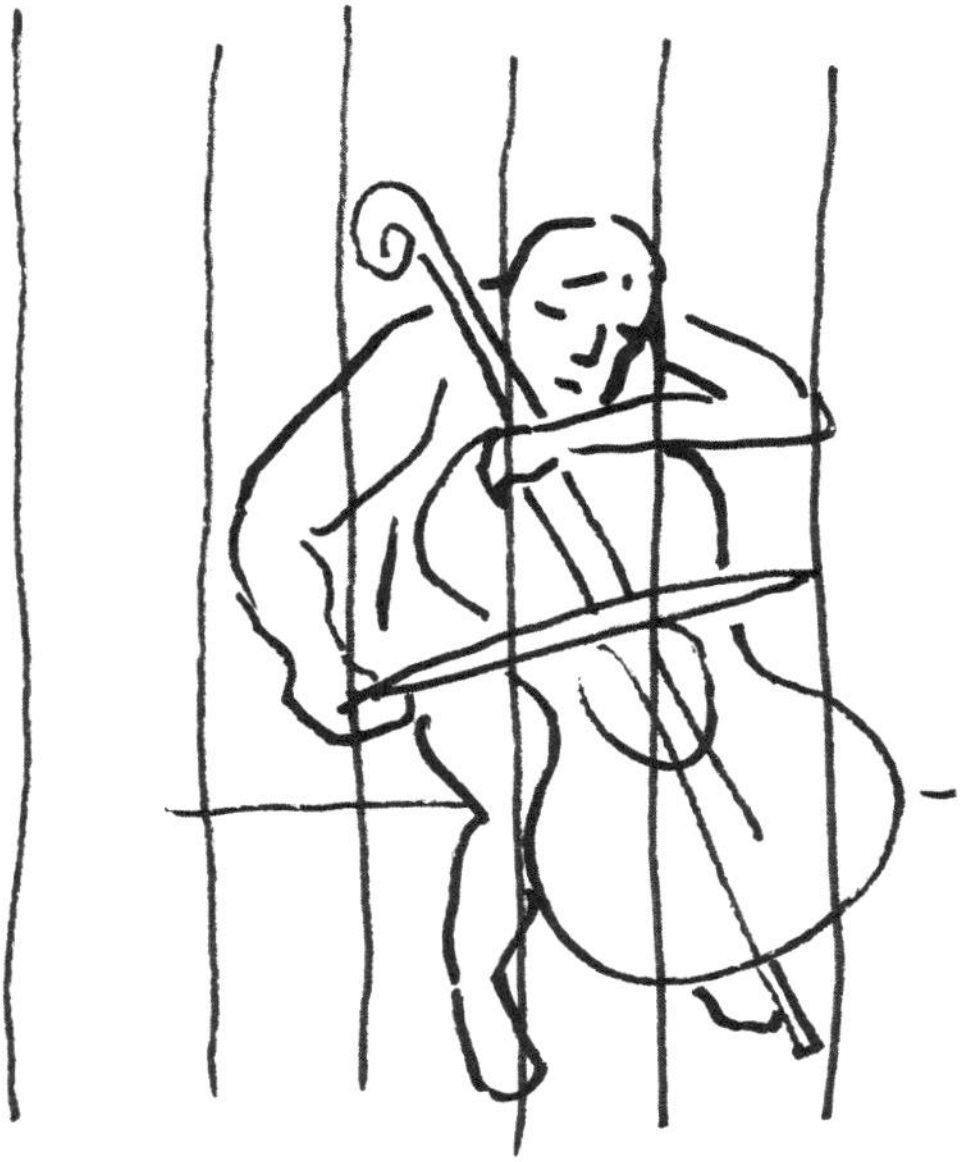

時半まで働かされた。三十、四十キロもある重い荷物を運ばされた。

「毎日、いいトレーニングができて、体は丈夫になりました」

そう言ってコチは笑う。この男はきっと、牢獄でもユーモアを忘れることなく、笑いを生きる力に変えて、過酷な日々を乗り越えてきたのだろう。


一九八九年、時代の空気が変わった。まずポーランドで、次にハンガリーで、民主化の風が吹いた。十一月にベルリンの壁が崩壊すると、風は勢いを増し、嵐になる。チェコスロバキアでも、民主化を叫ぶ二十万人の若者たちが再びヴァーツラフ広場を埋めた。ビロード革命である。今度はソ連軍も動けなかった。ゴルバチョフ書記長がはじめた改革、ペレストロイカをきっかけに、自国内でも民主化圧力が高まり、それどころではなかったのだ。

誰にも、風を止めることはできなかった。六八年の〝プラハの春〟は名前だけで終わったが、今度こそ本物の春が来たのだ。

その年の十二月一日、コチは解放された。六カ月ぶりで自由の身となった。

ドイツに亡命中のルーマニアの音楽家二人が、自分の解放を求めてコンサートを開いてくれたことを、あとから知った。人権擁護団体「アムネスティ・インターナショナル」も、コチを〝良心の囚人〟と認定して署名活動を行い、チェコスロバキア政府に即時解放を働きかけてくれていた。世界じゅうのアムネスティ会員が、コチの妻子に励ましの手紙や支援物資を送ってくれていた。

一人で生きているのではないと、そのとき実感したという。たくさんの人に支えられてこそある命だ、と涙したという。

強い信念によって自分を支えてきたコチが、それ以上に大きな見えない力に支えられていたことに気づいた。その気づきが、再び演奏する自由を得た彼の音楽を、より深く豊かなものにした。

「幸せです。苦しみのなかから安らぎを得ました。この自由は、すべての人間に与えられるべきものだと信じています。そんな世界が実現されることを願っています。

私たちは、それぞれの心や家庭、小さな町や組織のなかから世界を変えていくことができる。政治家に頼るのではなく、私たちのようなふつうの人間が、自分にできる何かをすべきなのです。

失敗することも多いでしょう。しかし、挑戦はできます。そうして挑戦することによって、私たちはよりよい存在、より強い人間になっていくのだと思います」

チェロの音色によって、コチは自由を、人間のもつ力を訴えている。

音楽の喜びと癒やしを届ける

ヴラダン・コチのレコーディングをするために、ぼくはプラハに三日間、滞在した。彼の山荘に招かれた。山荘には無駄なものはいっさいなかった。質素でていねいな生活がうかがえた。本物のおしゃれな生活。

ディナーも、ぼくの心を打った。コチ自ら二日がかりでつくってくれた酢キャベツとソーセージ、ジャガイモのスープ。絶品だった。あとはパンとワイン。それだけ。充分だった。上質な晩餐だった。贅沢な空気がそこにはあった。食事とは、ただ、ものを食べるという行為ではないことがよくわかった。

ディナーが終わると、ファミリーコンサートを開いてくれた。

妻のハナは、プラハ音楽アカデミーでチェロを教えている。長男のトーマスもチェリストだ。プラハ音楽院を卒業後、アメリカのジュリアード音楽院に留学している。長女ルッツィーはヴァイオリニスト。まだ音大生だが、プロのオーケストラと何度も共演し、将来を嘱望されている。

トーマスのガールフレンドも、アメリカから来ていた。やはりジュリアード音楽院でヴァイオリンを学んでいたが、急に弾けなくなってしまった。日常生活にはいっさい支障がないのに、ヴァイオリンを持つとまったく手が動かなくなるという。イップスという心因性のものだ。

そんな彼女を見て、トーマスは神経内科の専門医になり、彼女のような人を治したいと思った。懸命に勉強して、コロンビア大学の医学部に合格した。コロンビアへの進学はお金がかかりすぎるので断念したそうだが、ジュリアードを卒業したら、奨学金をもらえる大学で医学を志すという。

好きな人のために、生き方を変えた。「人を殺したくない。人を愛したい」と徴兵を拒否して捕らわれたコチの信念は、トーマスにも受け継がれている。ファミリーの演奏はすばらしかった。コチが妻子を必死に守っているのがよくわかる。妻と子供たちも、コチを尊敬し、愛していることが伝わってきた。

このファミリーコンサートのメンバーに、オーボエを加え、日本からピアニストの有吉英奈さんを呼んで、レコーディングがはじまった。

ぼくはプロデューサーという役目をもらった。コチの家族と話し合いながら、どんな曲を収録するかを考えるのは、心はずむ至福のときであった。

日本人が好きな曲をどうしても入れたかった。カザルスの『鳥の歌』、ドヴォルザークの『新世界より』第二楽章、サラサーテの『ツィゴイネルワイゼン』、ピアソラの『グランタンゴ』。そして、あの末期がんの女性の心を揺さぶった日本の唱歌、『浜辺の歌』や『ふるさと』なども。

チェコの男の音色が、日本人の郷愁をかきたてる。なんとも癒やされる魅力的なCDになった。※

ビロード革命によって民主主義体制に変わって約二十年。自由の身となったヴラダ

※ヴラダン・コチのCD『ふるさと〜プラハの春〜』など「がんばらない」レーベルのCDに関する問い合わせ・申し込みは、日本チェルノブイリ連帯基金へ（連絡先286ページ）

ン・コチは、苦しみのなかで過ごした自由のない日々を忘れない。見えないところで自分を支えてくれていた人たちへの感謝の心も忘れていない。

コチの家族は、彼の投獄中、アムネスティ・インターナショナルに助けられた。今はコチが、アムネスティの活動を支援し、人権を侵害されている人々を救おうとしている。そして今度は、イラクやチェルノブイリの病気の子供たちを救うぼくたちの活動を、CDをつくることで応援してくれている。

「食事が体に欠かせないものであるように、音楽は精神のための栄養剤。私たちの心に安らぎや喜び、癒やしをもたらし、活性化してくれる。魂への潤いです。

私のチェロで、たくさんの人の心にそれを届けたい。いろんな理由でコンサートに来られない人がいるなら、こちらから訪ねて行く。音楽という喜びや癒やしを求めている人に、一人でも多く手渡したいと思っています」

あたたかな男である。

プラハを発《た》つ日、コチはホテルまで迎えに来て、空港へと送ってくれた。別れたあと二十分ほどすると、彼があわてて舞い戻ってきた。手には、ぼくの帽子があった。

彼の車のなかに忘れていたのだ。

「ドクター・カマタ、トレードマークをお忘れです」

そう言って、少年のような笑みを浮かべた。すばらしい友人ができたと思った。


それから七カ月後、CD『ふるさと〜プラハの春〜』の発売を記念して、ヴラダン・コチのコンサートが東京の津田ホールで開かれた。昼夜のチケットはすぐに完売。たくさんの人が彼の音楽に癒やされ、励まされた。そして、彼のチェロが、イラクやチェルノブイリの病気の子供たちに想いを向ける機会をつくってくれた。

「人を愛したい」と言って徴兵を拒否した音楽家は、こんなすてきなかたちで、人の愛し方を伝えてくれた。

※ヴラダン・コチとその家族「プラハチェロファミリー」が、核廃絶を願う「平和への祈り」コンサートを開きます。2010年7月28日〜8月3日の間に広島、長崎で、8月5日に東京・杉並公会堂で、8月10日に八ヶ岳（山梨県小淵沢町）で開催の予定。詳細は、プラハチェロファミリー来日準備室へ（連絡先286ページ）

「豊かな国」日本の貧困と闘う男

ＮＰＯ法人「自立生活サポートセンター・もやい」と「反貧困ネットワーク」の事務局長で、「年越し派遣村」村長も務めた男と会った。湯浅誠。『反貧困』（岩波新書）を書いて、二〇〇八年の平和・協同ジャーナリスト基金賞を受賞した。

ぼくも十年前、この賞の奨励賞をもらっている。地域医療の神様たちを訪ね歩き、『命があぶない　医療があぶない』（医歯薬出版）という本にまとめたときのことだ。

派遣切りで仕事も住む場所も失った人々のため日比谷公園を年越し派遣村に変えた男は、ぼくが標《しるべ》としてきた地域医療のパイオニアたちと同じ空気をまとっていた。文句を言いながら今に甘んずるのではなく、世の中を自分の手で変えていこうとする者がもっている毅然とした、それでいてあったかな空気。

湯浅誠は、東京大学在学中、児童養護施設の子供たちに勉強を教えるボランティアをはじめた。東大大学院法学政治学研究科に進んでからは、学者を目指しながらホームレスの支援にのめり込んだ。そんなとき、新聞記者だった父親が、がんになる。父を介護する母のサポートと野宿者支援と院での研究、三つを並行して続けることはできない。気がつけば、大学への足が遠のくようになっていた。

生活に困窮している人たちの自立を支援するNPOを立ち上げたのは、父が亡くなった〇一年のこと。「もやい」という名は、船と船をつなぎ合わせることを意味する「舫《もや》い」からとった。

それから二年後、大学院を中退。学者になる道を捨て、活動家として生きようと決めた。活動が注目され、講演依頼が舞い込むようになるまでは、月に数万円で生活していたという。

「格差社会」が叫ばれるようになる前から、彼は日本の貧困問題を、まさにその現場から訴え続けてきた。超エリートなはずなのに、こういうチグハグな生き方、大好き。

背が高くハンサム。かっこいい。何よりも、生き方がおしゃれだ。

三歳年上の兄が進行性の難病を患う重度障害者だったことが、活動の原点にある。

もちろん、彼を動かしているものはそれだけではない。

「自分だってこんな社会では生きたくないという思いからです。私は社会の一員としての当事者意識から活動を続けている。生活に困っている人のためにやっているという感覚はありません」

今の世の中のふがいなさや前政権末期の無能をあげつらうだけではなく、社会の一員として自らの責任を感じているのだ。この男、本当に貧困と闘っている。

若者が未来を語れない国

一九九七年からの十年間に、契約社員やパート、派遣といった非正規労働者が五百七十四万人増え、正規労働者は四百十九万人減った。※① 雇用の安定が破壊された。

「多くの人たちは非正規労働を望んでいないのに、非正規労働しか仕事がない状況に陥れられている」

と湯浅は言う。

※①総務省「労働力調査」より

年収二百万円以下のワーキングプアが〇六年に一千万人を超えた。[※②] なんと、全労働者の四・四人に一人である。非正規雇用に限れば、半数以上が年収二百万円以下だ。[※③] 貯蓄なし世帯も、〇九年は全体の二二・二パーセントと、九七年の倍以上になっている。[※④] これでは将来に備えられない。未来を語ることもできない。

〇九年十月、長妻厚生労働相が政府として初めて日本の貧困率を公表した。国民の一五・七パーセントが平均的所得水準の半分に満たない貧困層に位置している。四十七歳の男性が百六十八円のケーキを盗んで捕まったという話も聞いた。これが、経済大国・日本の現状なのだ。

今や、二十五〜三十五歳の若者の約三割が非正規労働者。[※⑤] 非正規労働がすべて悪いわけではないが、年収が上がる見通しもなく、簡単に首を切られるのでは、結婚も子供もあきらめざるをえない。厚労省の調査でも、適齢期の男性で〇七年までの五年間に結婚した非正規社員の割合は、正規社員の半分。出産した女性の割合も二倍近い差がある。[※⑥]

子供が生まれないと、この国の内需は伸びない。少子化を進めてしまう国づくりを

※②国税庁「民間給与実態統計調査」より　③厚生労働省が2009年9月に発表した有期契約労働の調査結果より　④金融広報中央委員会（日本銀行情報サービス局内）「家計の金融行動に関する世論調査」より　⑤総務省「労働力調査」より　⑥厚生労働省「21世紀成年者縦断調査」より

してきたにもかかわらず、社会は、「今の若者は夢を見ない」と責め立てる。夢をもちたくても、夢ももてない世の中をつくってしまった。国づくりの失敗だ。

ネットカフェ難民の約四〇パーセントが高校中退者か中卒者だという調査がある。※⑦教育でつまずいたことが、貧困につながる。しかも、貧困は親から子へと、世代間連鎖を生む。貧しさゆえに教育を受けられず、教育が受けられないためにいい仕事に就けない。大学まで学費無料という国が増えているなか、我が国では道路やダムをつくることばかりにお金を使い、高校教育の無償化すらなされてこなかった。だから、貧しい家庭の子供たちは、なかなか貧困から抜け出せない。

貧困は、人生の選択の幅を極端に狭くする。以前、ぼくは秋田杉で有名な地域の高校を訪ねたことがある。地元で仕事に就きたいと思っても仕事はなく、優秀な生徒たちに与えられていたのは、自衛隊に行く選択だった。

イラク戦争をはじめたブッシュ前政権は、富裕層を優遇し、経済格差が広がった。米軍のリクルーターは大学進学などのアメをちらつかせながら、貧困層の若者たちをイラクやアフガンの戦場に送り出した。米国流の自己決定で、自ら志願し戦場に行っ

※⑦ＮＰＯ法人「釜ヶ崎支援機構」が大阪市の委託を受け、2007年にネットカフェなどの利用者や野宿経験者らに行った聞き取り調査より

たように見せかけているが、格差というシステムを利用して戦争をしてきたのだ。日本も同じだ。格差社会をつくっておいて、優秀だけど貧しい若者を自衛隊にリクルートしている。

まともな社会をつくりたい！

「もやい」では毎週土曜、「サロン・ド・カフェ・こもれび」という喫茶店を開き、仕事のない人たちが過ごせる空間をつくっている。元ホームレスのおっちゃんたちが週替わりで料理をし、ランチも出す。ある日のランチは、大根のそぼろ煮、具だくさん豚汁、大根の油炒め、ご飯と飲み物がついて三百五十円。なかなかうまい。

ぼくが代表を務める日本イラク医療支援ネットワークも、「イラク戦争から六年子供たちは……」と題し、こもれびでイラクの子供たちの絵画展を開かせてもらった。戦争が貧困を生み、貧困が戦争を生む現実を考えてもらいたいと思ったのだ。

アメリカに追随した小泉政権時代、我が国でもグローバリズムの名のもとに大企業と富裕層が優遇され、格差が拡大した。貧困は、ぼくらの足もとにぽっかり口を開けている。一度陥ったら、誰もがなかなか這い出せない。

こんな社会はまともな社会とは言えない。平和を守るためにも、貧困を減らし、分厚い中流をつくる必要がある。

鳩山新内閣で、内閣府の参与に湯浅誠が起用された。非常勤の国家公務員扱い。権限がない代わりに束縛もされず、自由に発言できる。

湯浅さんらしい発言と活躍を期待したい。

政府も、いい人に目をつけたと思う。

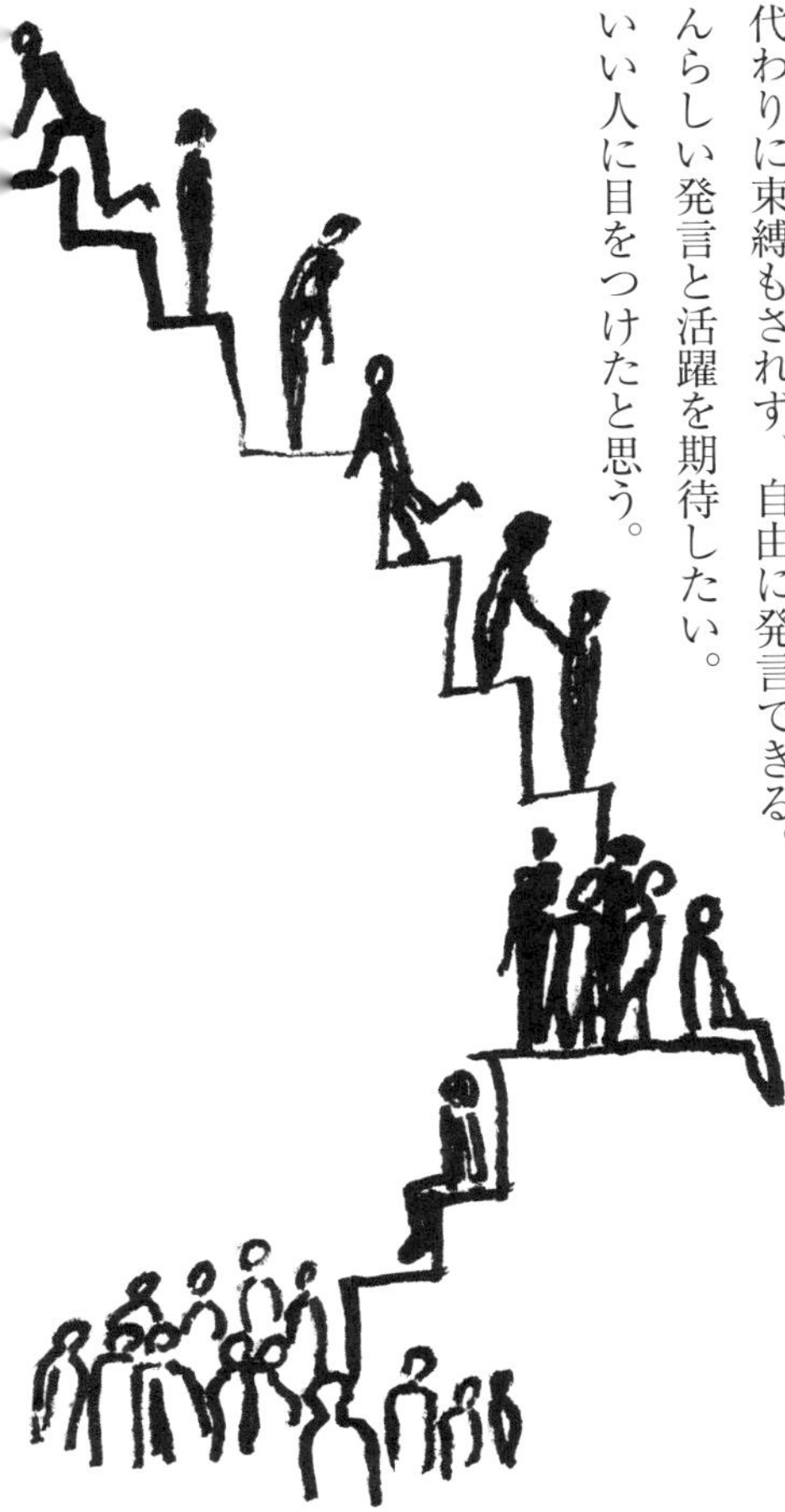

「差別」という空気を切り裂く

「川田龍平さんは、まだ生きているんですか」と聞かれるという。本人が言うので教室は大笑い。自分のギリギリの人生を、ユーモアに包んで語る。

諏訪中央病院看護専門学校の哲学の授業に、初めて龍平君を招いたのは二〇〇四年の春。それから毎年、春に諏訪を訪れ、看護学校の学生と若い医師たちに、人を助ける医療がときには人を傷つけることもあることを教えてくれた。

龍平君は十歳のときに、HIV（ヒト免疫不全ウイルス）感染の事実を母親から聞いた。将来に対する夢も希望もなくなった。一度はなげやりになった。「エイズになったら自殺する」と言って、お母さんを悲しませたこともあった。

ヒト免疫不全ウイルスの感染力は非常に弱く、接触感染も飛沫感染も空気感染もしない。性行為以外では、血液や母乳を介して感染するだけ。だから日常生活のなかでは、傷でもない限り感染の心配はないのだ。握手をしても、同じテーブルを囲んで食事をしても、感染なんてしない。同じ空気を吸うだけで感染するおそれがあるのは、はしか、水疱瘡《みずぼうそう》、結核など。そう多くはない。

なのに、人はエイズを怖いと思い込んでしまう。怖いモノに対しては、差別やいじめが起きる。

龍平君も、小学校のとき、いじめにあった。HIV感染については秘密にしていたけれど、血友病だということはみんなが知っていたから。血友病患者＝エイズという誤解を呼びかねない報道を、当時マスコミが盛んにしていたから。

クラスメートに汚いと避けられ、学校に行けなくなった。でも、幼なじみが家まで迎えに来てくれた。いじめられると、みんなに「やめろよ」と言ってくれた。おかげで、いじめはなくなっていった。友達の存在は大きかった。

生きたいと思い、副作用のある苦しいエイズ発症予防薬の治療を続けてきた。一時免疫力が低下したが、正常に戻ったという。

「エイズウイルスに感染していると知ったときは、とてもつらかった。でも、本当のことを教えてもらってよかった。病気と闘っていくためには、たとえ子供でも、自分の病気と向き合い、自己管理することが必要だと思う」

誰だって、本当のことを知りたい。つらいけど、自分のことを知らなければ、自分を守ることも、自分を愛することもできないんだ。

龍平君はやがて、自分が「感染させられた」という事実を知った。そして、その原因とされていることと闘いたいと思うようになった。

胸を張って生きるためのカミングアウト

一九七〇年代後半から八〇年代にかけて、日本では血友病の患者に、外国から輸入した危険な血液製剤を使い続けた。二千〜二万人の血液を濃縮してつくったもので、加熱処理がされていなかったため、供血者のなかにＨＩＶやＣ型肝炎ウイルスを持っている人がいれば、そのウイルスが生きたまま治療を受ける人の体内に入ってしまう。

非加熱製剤の危険性がアメリカで問題になり、安全な加熱製剤が開発されてからも、日本だけは対応が遅れた。その結果、全血友病患者の四割、約二千人がＨＩＶに感染した。生後半年で血友病と診断された龍平君も、その一人だった。

大量に買い込んだ高価な血液製剤を無駄にしたくなかったからか、官僚の天下り先でもある製薬会社を守るためか、人の命が軽く扱われた。悲しい。

薬害エイズの被害者たちが、その後、裁判を起こした。龍平君は初め、加わらなかった。国を相手の裁判で勝てる見込みは少ない。きっと何十年もかかる。息子の健康を第一に考えていた父親は、裁判に加わることに反対だった。

「何をやったって無駄だよ」

ある日、龍平君が吐き捨てるように言った。

その言葉を聞いたお母さんは、闘わずにあきらめている自分たちの姿勢が息子を自暴自棄にさせてしまっていると悔いた。一度だけの人生、なげやりに生きさせたくない。離婚まで決意し、「龍ちゃんがやりたければ裁判をしようか」とたずねた。高校二年生になっていた彼は、「やりたい」と答えた。

九四年、横浜で国際エイズ会議が開かれ、薬害で感染させられた十一歳の少年がアメリカからやって来た。少年は隠れずに自分の話をした。それまで日本の薬害被害者は、磨《す》りガラス越しやカーテンのなかで姿が見えないようにして発言していたから、衝撃を受けた。

自分が悪いわけでもないのに、こそこそ隠れるようにして生きるのはもういやだ。ぼくも胸を張って生きていきたい。九五年三月六日、十九歳の龍平君は実名と顔を出し、記者会見に臨んだ。

もっと年上の大人でも公表する勇気をもてずにいるのに、すごい……と言いかけたら、龍平君にさえぎられた。

「いや、ぼくはそんなに強い人間じゃありません。勇気があったからではなく、友達や家族の支えがあったからできたんです」

まだカミングアウトする決意がつかなかったころ、高校のときからの友人にＨＩＶに感染していることを告げたら、こう言ってくれたという。

「昨日のおまえと今日のおまえは何も変わらない。オレたちのつき合いが変わるわけでもない。だから、同情なんかしない」

友人たちに後押しされ、胸を張って生きはじめたことで、龍平君の心に風穴があき、空気が入れ替わった。同時に、彼のカミングアウトは日本じゅうに大きな反響を巻き起こした。

見ることも、つかむこともできない空気を切り裂く人間が、ときどき出現する。川田龍平は、このとき、時代の空気を切り裂いたと思う。

龍平君が自分の感染を知った八〇年代後半、ＨＩＶ感染者に対する差別はすさまじかった。長野の松本に住む外国人女性がＨＩＶに感染したと報道されると、外国人というだけで入浴を断る銭湯が出てきたり、スーパーで買い物を拒否されたり。松本ナンバーの車はお断りという駐車場まで現れた。エイズは怖い、感染者は危険だという空気が人々のなかに醸成され、気がつけば日本じゅうに広がっていたのである。

その空気は九〇年代に入っても根強く残っていた。血友病患者＝エイズ感染者と見られかねないため、血友病だということすら隠して生きなければならない人たちも多かった。

偏見に満ちた空気を龍平君が切り裂いてから、薬害エイズ裁判への関心が高まった。

若者を中心に支援者も増え、その夏、全国から集まった三千五百人が「人間の鎖」となって厚生省を取り囲んだ。そんな人々の行動が社会の空気を変え、やがて、国の加害責任を歴史上初めて認めた画期的和解勧告へとつながっていったのである。

近年、エイズの治療法は急速に進歩し、先進国ではもう「死に至る病」ではなくなった。ＨＩＶに感染しても適切な治療を受ければ、エイズを発症することは少ない。

一時、免疫力が落ちた龍平君も、今はとっても元気だ。

ただ、薬とのつき合いは生涯続く。ウイルスが耐性を得て、薬が効かなくなる恐れもある。さらに彼の場合、血液製剤によってＣ型肝炎にも感染している。エイズウイルスはＣ型肝炎の進行を早めるため、肝硬変や肝臓がんになる危険性が高いのだ。

それでも、龍平君は明るい。二十年以上も過酷な運命と闘っているのに、屈折していない。トランペットを吹く、礼儀正しい誠実な好青年なのである。会うたびに、彼のもっている空気がどんどん大きくなるような感じがする。見事に成長している。

そんな彼だから、〇七年に参議院議員選挙に無所属で立候補すると、たくさんのボランティアと票が集まった。国会議員になった翌年には、結婚もした。パートナーの堤未果さんは、『ルポ　貧困大国アメリカ』（岩波新書）など読みごたえのあるノンフィクションを書いているジャーナリストだ。

龍平君の夢は大きい。

「命や人権よりも経済が優先されがちな社会にあって、希望をどうつなぐか。自分の生き方をとおして希望を伝えていきたいと思っています。自分たちの未来のために。次の世代の若者のために」

彼の語る「希望」という言葉が、胸にしみた。川田龍平は苦難のなかで生きてきた。絶望の海を渡ってきた。それでも、希望を伝えていきたいと言ってくれる。

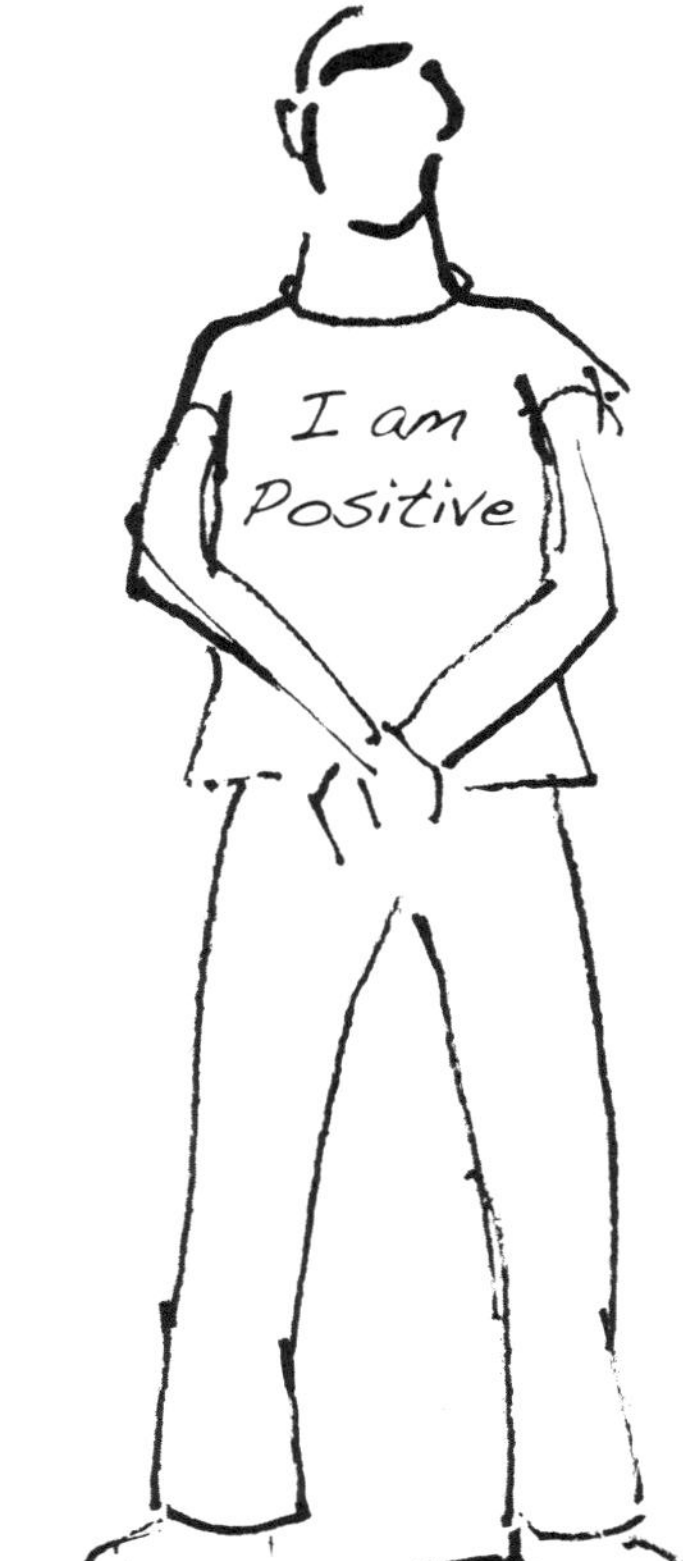

〇九年十月中旬、東京駅で突然、声をかけられた。

「鎌田先生、龍平です」

雑踏のなかから、たくましくなった太い腕が出てきた。握手をした。

「日本の医療の問題点について、ぜひ先生のご意見をうかがいたい。時間をとってください」

「いいよ。ボランティアで看護学校の授業をしてもらったから、お礼に事務所に行くよ。また連絡する」

再び握手をして別れた。

その後、渡辺喜美さんが起こした「みんなの党」に入ったと連絡があった。

ぼくは、川田龍平を信じている。期待しているよ、と返事を書いた。

どこにいても、いい。時代の空気に流されない、龍平でいてほしい。

「生きるって楽しいと、みんなが思える世の中にしていきたい」

川田龍平は、今日も前を見つめている。

3章

空気に負けない

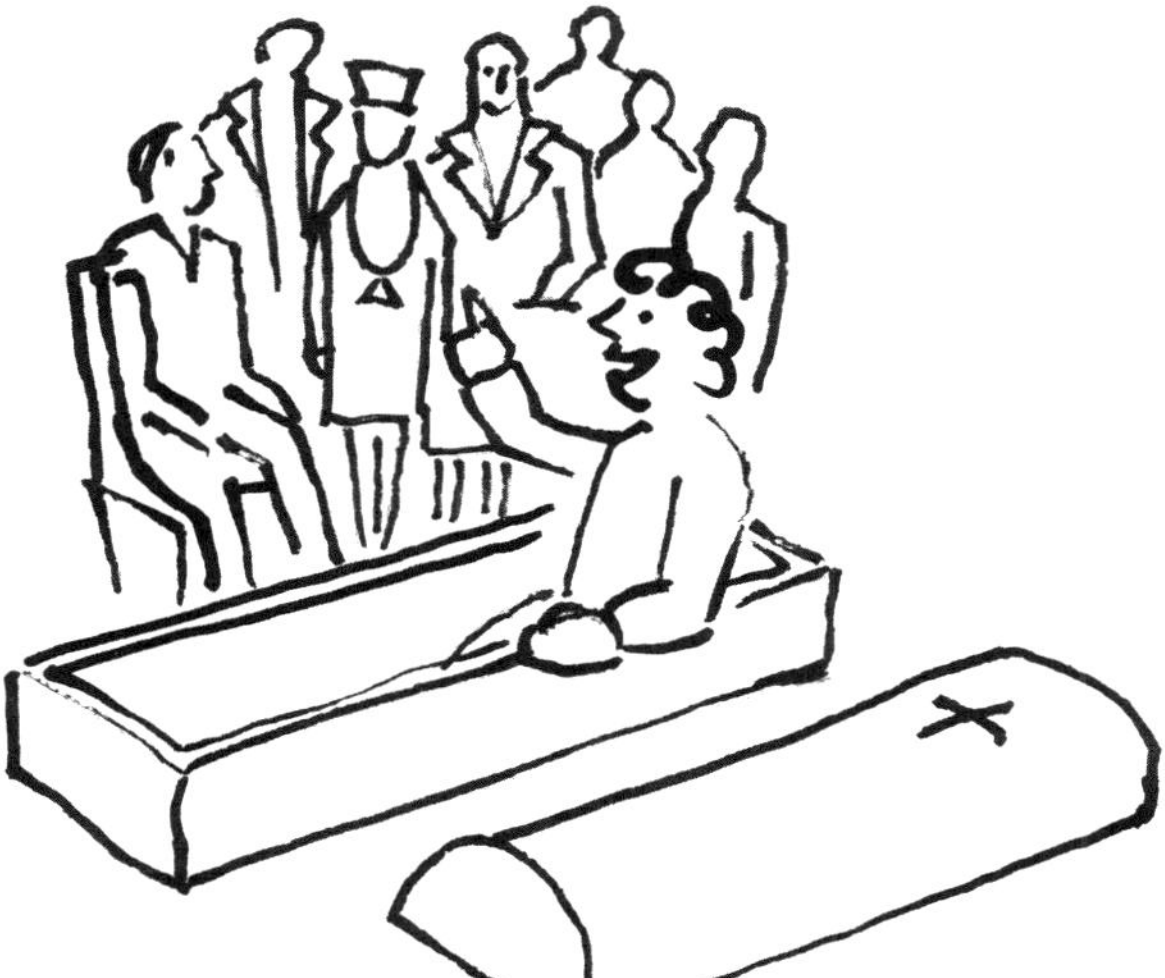

全盲のカメラマン

イースター島からタヒチ島へと向かう「ピースボート」の船上で、不思議なカメラマンに会った。おでこにカメラを当てて、シャッターを押している。わけがわからない。おでこにカメラを当てていたら、ファインダーも見えないはずだ。

やがてカメラをおろすと、男は奥さんらしい女性の腕に手を添えてデッキをゆっくり移動していく。驚いた。どうやら目が見えないらしい。

男の名は伊藤邦明、七十歳。アマチュア写真家だという。伊藤は全盲であった。おでこに当てていたのは、手ぶれを防ぐための彼なりの方法だった。

『心でとらえた風と音の詩《うた》』という自費出版の写真集を見せてくれた。思わず息をのんだ。ただ美しいだけではない。吹き過ぎる風、波の調べ、空気に含まれる湿度やにおい、街行く人の笑顔に秘めた悲しみ……失った視覚以外の全感覚と心でとらえた風景が、まるで詩のように、そこに流れていた。

五十歳のとき、伊藤は会社の仕事で撮影中に、二十メートルの高さから転落した。全身骨折。心臓以外の内臓の機能がほとんど止まったという。輸血は四十リットルにも及んだ。体重六十キロの成人男性、約八人分の血液である。

妻の七重が病院に駆けつけると、夫は人工呼吸器につながれていた。「まず助からないだろう」と説明された。親戚や友人が来ると、今会っておいてもらったほうがいいと言われ、集中治療室で面会してもらった。状況は絶望的だった。

三日後に意識が戻ったが、病状は予断を許さなかった。人の声に反応し、ふっと意識が戻っても、また無意識の世界へと落ち込んでいく。そんな状態が何カ月も続いた。

医師たちは、なんとしてもご主人を助けたいと、熱心に治療を行ってくれた。妻も、医師の言葉に励まされながら、どんなことがあっても夫に生きていてほしいと願った。小学生だった二人の子供のためにも、この人を助けてくださいと祈った。

やがて、意識が戻っている時間が長くなると、伊藤は全身を襲う激しい痛みに苦しめられた。目を開けても、視神経が切れていて何も見えなくなっていた。暗闇のなかで、「死にたいくらい」の痛みにもがき続けた。

心は障害者にならない

二年二カ月の入院生活ののち、ようやく退院となった。車椅子生活を覚悟していたが、退院間際のリハビリが効いて、つかまり歩きができるようになった。

家へと向かう車のなかで、妻は夫に言った。

「体は障害者になったけど、心の障害者にはならないで。障害は重くても足どりは軽く、楽しく生きましょう。閉じこもらないで、毎日外に出ましょう」

あえて明るくそう言い切った。妻である自分まで暗い顔をすることで、夫を弱気という「気」に感染させたくなかったのだ。あきらめや弱気は、空気感染しやすい。

伊藤は妻に約束させられながら、申し訳ない気持ちになったという。妻には、いつか二人で世界じゅうを旅行したいという夢があった。全盲の自分は妻の夢の妨げになるだろう。……いや、そうはなりたくない、なっちゃいけないと思った。

しばらくして、妻に提案した。

「ピースボートに乗って世界一周をしよう」

豪華客船に乗るのは経済的に難しいが、ピースボートなら、ずっと安い費用で夢を実現できる。レジャーだけが目的のクルーズでは立ち寄らない国にも行ける。船内で開かれる勉強会や講演会、寄港地の人々との交流会もおもしろそうだ——と。

妻は、夫の気持ちがうれしかった。でも、目の見えない夫にとっては、つらい旅になるかもしれないとも考えた。もし、夫がつらくなって、旅を途中でやめたくなったら、いつでも船を下り、飛行機で帰ってくればいい。そう腹を決めた。

お互いがお互いのことを思いながら、二人は旅に出る決意をした。子供たちも、「せっかくのチャンスだから行ってきたら」と、背中を押してくれた。

ピースボートに乗ると決めたことが、二人の転機になる。きっかけは、プロのカメラマンである親友から送られたエールだった。

「世界一周をするなら、カメラで写しておいで」

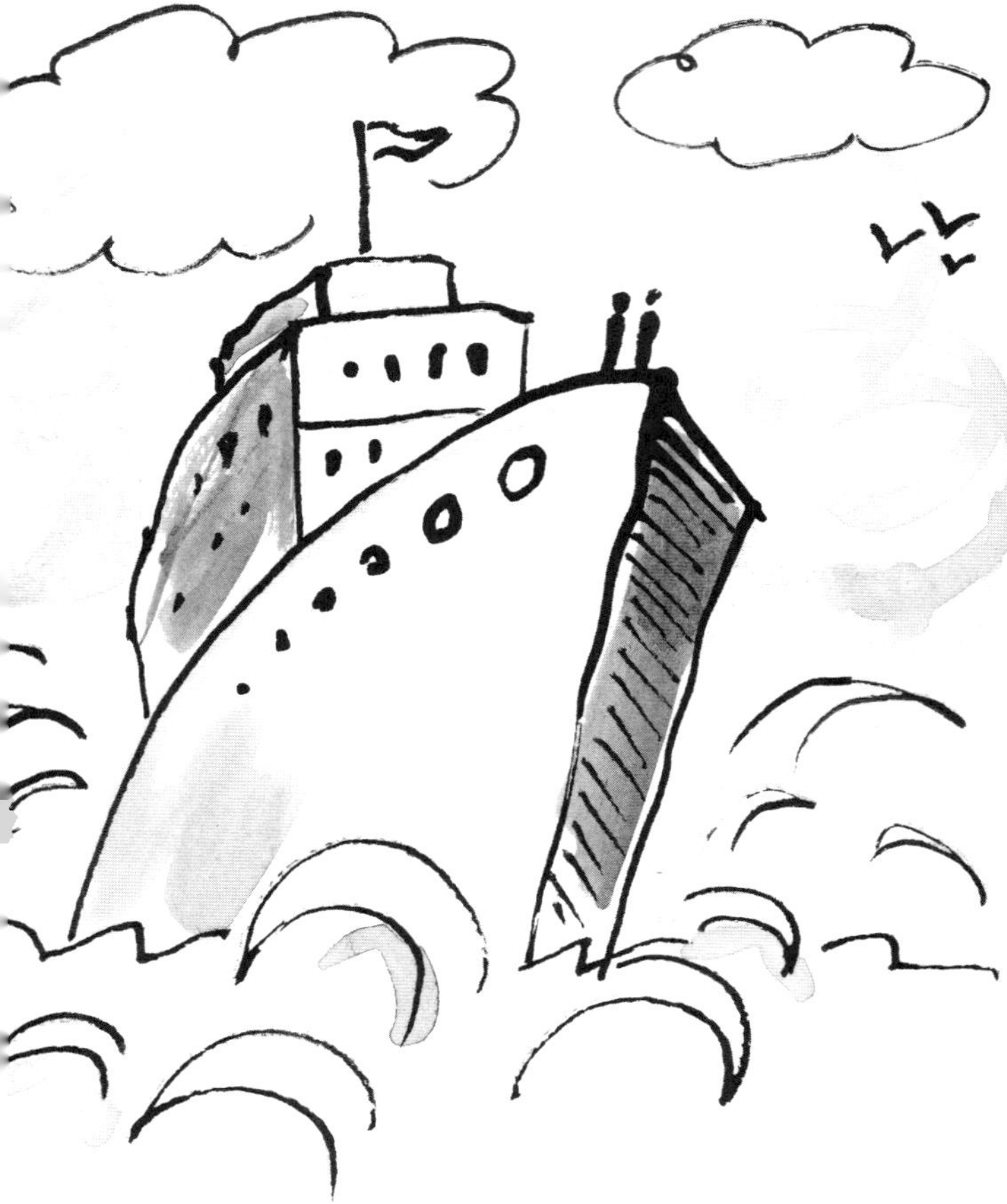

全盲の人にカメラ。残酷ともとられかねない提案に、伊藤は素直に応じた。もともとカメラ好きで、その腕を買われ会社で写真撮影をしていたくらいだ。「心は障害者にならない」という妻との約束を果たすためにも、やってみようと思った。

八十四日間で世界を一周する間に、千五百枚の写真を撮った。親友のカメラマンに選んでもらい写真展を開くと、テレビや新聞で報道され、評判となった。命を助けてくれた医師や看護師も駆けつけてくれた。手を取り合って喜んだという。

伊藤邦明は笑う。

「閉じこもらなくてよかった。勇気をもって旅に出てよかった。写真をあきらめなくてよかった」

全盲となった彼が写真を撮るとき、妻、七重の存在は欠かせない。景色の状況や対

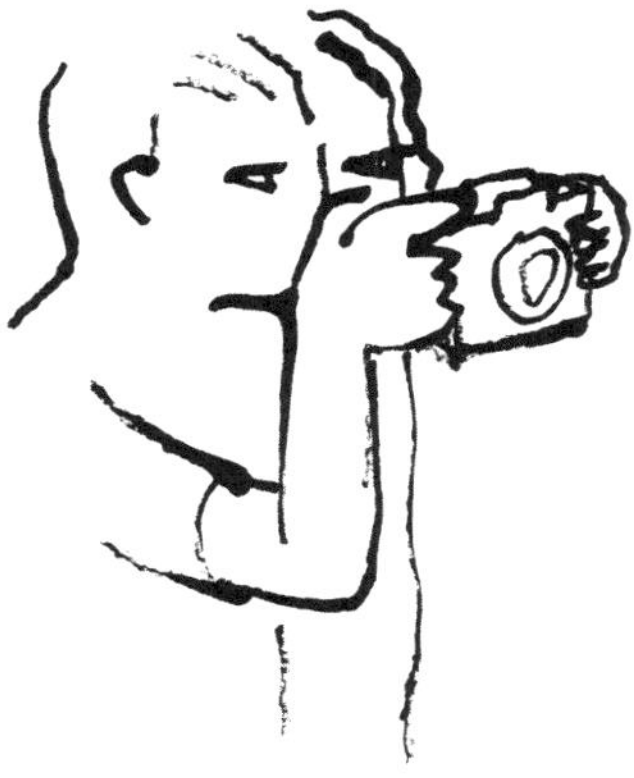

象である人物の表情、撮るタイミング、方向などを、彼女が細かく説明する。

七重も笑う。

「仲がいいときの写真か、よくないときの写真か、見るとはっきりわかります。私がハッピーでないと、いい写真は撮れない。私がうれしいときには状況説明がうまくなり、夫はシャッターチャンスを逃さないんです」

なるほど。二人三脚なのである。とはいえ、伊藤は目が見えなくても、自分でやれることはきちんとやる。運動不足になりがちな船の上ではなおさら、毎日デッキを歩き、できるだけ階段を上り下りするよう心がけている。

穏やかな声で伊藤が言った。

「自分は生意気で頑固な人間でしたが、事故に遭ってから素直になったような気がします。妻を信じなければ、写真は撮れません。彼女のアドバイスに素直に耳を傾けるからこそ、写真が撮れるのです」

バラスト

確かに、妻の存在は大きい。しかし、実は七重も夫に救われていた。

伊藤の在宅生活が軌道に乗りはじめてきたころ、今度は彼女が、くも膜下出血で倒れた。介護する人は、いつも介護に一生懸命だ。自分のことは後まわしにしてしまう。たとえ疲れていようと、がんばってしまう。その結果、自分の体調の異変を見逃しやすいのだ。七重も、そんな介護者だった。

頭に激痛が走り、意識が遠のきそうになったとき、彼女は「絶対に死ねない」と思ったという。「この人をおいて死ぬことはできない」という想いだけが、ずっと頭のなかを占めていた。その想いにすがって、意識を失いそうになるのを必死でこらえ、手術まで自分を保持することができたという。

手術は成功した。心配された麻痺も残らなかった。

「この人がいるから、私は助かったんです。この人がいるから、死ねないと思うことができた。この人の目の代わりを、いつまでもしようと覚悟を決めました」

妻の言葉に夫も、生死の境をさまよっていたときのことを語りはじめた。

意識がないにもかかわらず、自分を取り囲む人たちの空気を感じ取っていたこと。死なないでという妻子の想いだけでなく、医師たちが必死に自分を助けようと、緊張感をみなぎらせているのが感じられたこと。妻や子供たちのために生きたい、自分を救おうと努力してくれている人のためにも生きなくちゃいけないと思ったこと。

「病室に漂う、そんな空気がぼくを支えてくれました」

伊藤夫妻だけでなく、みんなが誰かのために生きなくちゃいけないと思いながら、それを生きる力に変えているのだろう。

船は、バラストという底荷を積んでいる。大波を受けても転覆しないように、荷物がないときは海水や砂利などを積み、その重みで安定をはかるのだ。

夫婦や家族、友人といった存在も同じだと思う。ときにはお互いの重みがわずらわしくなることもある。しかし、その重みがあるからこそ、なんとかバランスを保ちながら、自分の人生を運航させることができる。

伊藤夫妻は、世界一周の船旅の魅力にすっかり魅了された。勇気をもって踏み出した最初の一歩から、すでに十五年。ぼくと乗り合わせた旅で七回目だという。

「旅の資金を貯めるため、キャベツの芯も捨てずに倹約しています」

「世界一周の旅をしなければ、大きな家が建ったはず」

そう笑い合う妻と夫は、なんとも幸せそうだ。

「旅は私たちの人生を豊かにしてくれます。世界を旅しながら、たくさんの友人と出会いました。たくさんの風景にも出会いました。これからも、二人で写真を撮っていこうと思っています」

爽快な笑顔で、そう言い切った。

デッキで潮風を浴び、全身の感覚で空気を感じ取りながら、光る海にカメラを向ける夫。その隣に立ち、夫が狙っているポイントの状況を事細かに説明している妻。この日も二人三脚での撮影を終えると、ポリネシアの夕暮れを眺めながら、妻はビールを、夫は日本酒をおいしそうに飲んだ。

船は、それぞれの人生を乗せ、南洋を静かに進んでいった。

おくりびと

ぼくはアマノジャク。空気に染まるのは嫌い。

映画『おくりびと』がアカデミー賞外国語映画賞をもらうと、ワァーとお客が殺到した。納棺師というプロフェッショナルな仕事がかっこいいという。ぼくはそうかなあ、と思う。

流されたくない。〝おくりびと〟という役をプロフェッショナルにまかせ、形式美に酔わせられる「お別れ」でなく、つながりのある人が泣きながら〝おくりびと〟をするのがいいように思っている。

NHKラジオ『鎌田實　いのちの対話』の公開放送のため、石川県を訪れた。楽屋に、金沢の有名なお菓子が、手紙を添えて届いていた。

送り主は、Yさん。いや、Yさんは八年前に他界している。彼女の妹が「姉が好きだったお菓子を、ぜひ鎌田先生にも食べていただきたい」と届けてくれたのだ。

Yさんとは十五年ほど前に知り合った。

ぼくは、松本にある神宮寺《じんぐうじ》の高橋卓志住職とともに「全国ボランティア研究集会」の信濃路集会を立ち上げ、ボランティアの普及活動をしていた。ぼくが委員長で、高橋住職が副委員長。「医者と坊主が組めば怖いものはない」と笑われた。関西に住むYさんも、運営委員として長野県によく来られていた。

Yさんには、口癖があった。

「いざとなったら私、諏訪中央病院の緩和ケア病棟で鎌田先生のお世話になるの。お葬式は高橋住職にあげてもらいたい。お墓も神宮寺の夢幻塔に入るからね」

夢幻塔というのは、永代供養の合祀墓《ごうしぼ》。「従来の暗く・冷たく・寂しいお墓から、明るく・暖かく・にぎやかなお墓へ」なんて言って、高橋住職がすすめていた共同墓だ。

活動的なYさんは当時、まだ死を考えるには早い五十代後半。周囲からは、「元気だから、そんなことを平気で言うんだ」とからかわれていた。

その後、Yさんに胃がんが見つかった。地元の病院で手術をした。これで治ったと、本人も元気にボランティア活動を再開していた。

しかし残念ながら、しばらくして再発。大腸に転移し、腸閉塞を起こして手術をした。地元の病院は、再発や転移について、いっさい告知しなかった。悪い情報を伝えるのは、本人のためによくないと考えたのだろうか。

けれど、病院がいくら隠していても、なんとなくわかるものだ。Yさんは疑心暗鬼に陥り、不安を募らせていった。

身近にいる家族もつらかった。家族が告知をお願いしても、病院側は応じなかった。家族からぼくのところに、何度も相談の電話があった。

最後は、本人が決めた。諏訪中央病院へ転院してきた。

Yさんは、主治医になった腫瘍内科医の山下医師から病状の説明を受けた。再発や転移のことも含め、すべてを隠さず話してもらった。

「きっとそうだと思っていました。余命が短いなら、いろいろ準備をしたいと考えていたけど、みんなを心配させるのでどうしようか迷っていたんです。これで納得がいきました」

そうなんだ。どんなにつらい情報でも、伝え方さえ気をつければ、患者は受け止めることができる。そうして現実をきちんと受け止めて、初めて自分の人生を生きることができるのである。

可能性のある抗がん剤治療は受けるが、最終的には延命治療は望まないと、Yさんははっきりと自分の意思を示した。「全部話してくれて、ありがとう」。山下医師に感謝の言葉を述べた。

プロの〝おくりびと〟なんて、いらなかった

少しでもいい状態をつくり出そうと、山下医師を中心に約半年間、抗がん剤治療が行われた。だが、いよいよのときが近づいていた。

体調のいいある日、Yさんはご主人と二人、茅野にある諏訪中央病院から松本の神宮寺を訪ねた。リュックから二枚のCDを出して、高橋住職にこう言ったという。

「高橋さん、私のお葬式、前から言っていたとおりにお願いね。お葬式には小澤征爾指揮の『田園』を最初にかけてくれへん？　それから、手仕事屋きち兵衛の『いつの日にかあなたと』をかけてほしいわ。これ好っきやねん」

木彫りを生業《なりわい》としながら、自然のうつろいや、人と人、人と自然のかかわりの豊かさを歌い続けている手仕事屋きち兵衛。松本出身のシンガーソングライターのあったかな歌で、自分をおくってほしいという。

通夜や葬式のこと、納骨のこと、彼女は希望を具体的に、次々と述べていった。まるで他人の葬式を取り仕切るように、自分の葬儀をデザインしたのである。

Yさんには、凛《りん》とした覚悟があるように思えた。まだまだ生きたかったに違いない。無念だったに違いない。しかし、つらい現実を受け入れ、毅然として自らの人生の幕引きをする姿には、すがすがしささえ感じられた。

「鎌田先生、私の口癖、覚えてますか？　本当にそのとおりになりそうです。みなさんのおかげです。山下先生にはできるだけのことをしてもらいました。わがままも望みも、みんな聞いてもらいました。高橋住職に葬《おく》ってもらう約束もしました。

大満足です。おかげで全部準備ができました。心は満たされています。できることなら、先生たちと一緒に、もう少しボランティア活動を続けたかった。そのことが、ちょっとだけ心残り」

美しい笑顔だった。

その二週間ほどのち、緩和ケア病棟のベッドに横たわるYさんの脈は弱りだした。娘さんに足をさすってもらい、大好きなきち兵衛さんの歌を聴いていた。関西にいる家族が、電話で「これからそっちに行くよ」と呼びかけた。

Yさんの目から涙がひとすじ落ちた。聞こえているのだ。

娘さんと、病院のスタッフと、きち兵衛さんの歌が彼女を包み込んでいる。

それから少したって、Yさんは静かに息を引き取った。六十六歳だった。

死は、生を断ち切るものではない。

生の連続性のなかにある。

Yさんの最期は、生と死が地続きであることを実感させてくれるほど、自然なものだった。

亡骸《なきがら》は諏訪中央病院で清拭《せいしき》された。娘さんと看護師が、体をきれいに清めた。松本にある神宮寺に運ばれた。あらかじめ本人が「これを着せてほしい」と用意していた衣装を家族が着せ、思い出の品とともにお棺に納められた。

そこには、プロの葬儀社も納棺師も必要なかった。Yさんの死を悼む人たちみんなが、〝おくりびと〟になった。映画の『おくりびと』のようなすぐれたプロに頼むのもいいが、家族や友人、医師、僧侶、みんなが〝おくりびと〟になれるのである。

葬儀は、Yさんがデザインしたとおりに進んでいった。

高橋住職の粋な計らいがあった。彼女は手仕事屋きち兵衛のCDをかけてほしいと言ったが、住職はきち兵衛さんに掛け合って、ライブで歌ってもらうことにした。きち兵衛独特の美しい高音が、神宮寺の境内に響いた。

歌手も〝おくりびと〟になってくれた。

高橋住職のお経は短かった。その代わり、Yさんの好きだった音楽が流れた。Yさん色の空気が広がっていった。ご主人も娘たちも、涙を流しながら聴いた。誰よりYさん自身が喜んで、お棺のなかからひょっこり起き上がるのではないかと思えた。不思議な魅力のあるお葬式だった。

ぼくも〝おくりびと〟の一人となって、弔辞を述べた。

Yさんの病気との闘い方が実にユニークだったこと。たちの悪いがんを見事に手なずけていたこと。絶妙に肩の力が抜けていたこと。そして、最期まで人のために生きる人であったことを語った。


ぼくは、入院中のYさんが「どうしても一度、帰りたい」と言ったことが忘れられません。理由を聞くと、身のまわりの整理をしたいと言う。それからもう一つ、人に頼まれていたつくりかけの洋服を仕上げてしまいたいと言いました。

「生地に型紙を落とし、はさみを入れてしまった。はさみを入れていなければ、お詫びを言って戻すことができるけれど、はさみを入れた以上は、きちんと仕上げてお届けしなければ」

どんな状況でも、きちんと約束を果たそうとする姿勢。すごいなあと思いました。ずっとこうして誠実に生きてきたのでしょう。

Yさんは洋服の仕立てをしながら夫を支え、子供たちを育てあげました。だけど、「妻としても母親としてもいたらなかった」と、病棟でぼくに話してくれたことがあります。最期まで夫や娘たちのことを気にかけていました。

どんなに一生懸命に生きても、これで充分とは思えないのでしょう。

もっとこうしてあげたかった、ああしてあげればよかったと悔やんでいました。

「きっと娘さんもご主人も、みんなわかっていますよ」

ぼくの言葉にニコッと微笑んだYさんの顔が、忘れられません。

Yさん、長い間ご苦労さまでした。よく生ききりました。

ありがとう。さようなら。

亡き母のあたたかな仕掛け

Yさんが亡くなってから、家族は年に数回、関西から松本へとやって来る。家のお墓が関西にあるのに、わざわざ信州の合祀墓に入ることを望んだYさん。その遺志を尊重し、家族みんなで墓参りの旅をするのである。

「お墓参りの帰りに、諏訪中央病院の庭に勝手に寄って、持参したコーヒーを飲みながら、みんなで母を懐かしく思い出しています」

娘さんから届いた手紙に、そう書かれていた。

おはぎを持参し、病院の庭で食べた年もあった。ぼくも仲間に加えてもらって、Yさんの思い出を語りながら、お昼を食べた年もあった。そうして亡き母親を偲ぶ旅を繰り返しながら、彼女が最後に吐き出した空気を胸いっぱいに吸い込み、家族はお互いの絆を確認し合っていった。Yさんのことを忘れない限り、彼女が残していった空気はいたるところにあるのだ。家族はまだ、〝おくりびと〟の役を降りていなかった。

娘たちの一人は、くも膜下出血で倒れてから、うつ状態になっていた。そのことを、生前のYさんはとても気にかけていた。

うつで苦しむ娘さんにとって母親の死は重く、ずっと受け入れられなかった。でも、墓参りの旅を毎年繰り返すうち、次第に母の死を受け入れられるようになった。それに伴い心も元気になっていった。

Yさんの死後、夫も大きな病気になった。孫も人間関係に悩み、引きこもりになりかけた。そんな人生の折々に直面するハードルを、家族が墓参りを機に集まり、自分の居場所を確認することで、それぞれに乗り越えていったのである。

そんな家族の姿を電話や手紙で知らされるたび、ぼくはこれもYさんが考え抜いた〝仕掛け〟だったのではないかと思った。亡くなる直前まで、家族のことを心配していた。亡くなったあとも、家族に墓参りの旅をさせ、みんなをあたたかく包み込んだ。すごい妻であり、母親であり、祖母だと思った。

Yさんが自分の最期をデザインした本当の意味も、わかったような気がした。自分のためではなく、家族みんなのためだったんだ。

葬儀は、死者をおくるものだけれど、それだけではない。残された人たちが〝おくりびと〟となることで、亡き人とのつながりを確かめ、生きていくためのものでもある、とぼくは思う。

職業化された納棺師は、Yさんのお別れにはいっさいかかわっていない。〝おくりびと〟は、ご縁のあった一人ひとりが、スムーズでなくても心を込めて務めればいい。

自然にいい空気はできるものだ。

大事なのは、儀式化された美しさではない。〝おくられびと〟と〝おくりびと〟があったかな空気のなかで、絆をつなぎ直すことなのである。大切な人を心を込めておくることで、残った者たちの絆もさらに強く結ばれていく。

Yさんは、そのあたたかな仕掛けで、ぼくらみんなを〝おくりびと〟にさせてくれた。今もみんなの心のなかにしっかりと生きながら、ぼくらを支えてくれている。

Yさんの仕掛けは、まるで永久磁石で動いているかのようだ。

ぼくが関西で講演をすると、楽屋にひょっこり顔を出してくれる人がいる。

「Yの夫です」「Yの娘です」

明るい笑顔に、ぼくの心もほころぶ。娘さんや孫たちが、ぼくの絵本『雪とパイナップル』（集英社）をもとにダンスを創作し、その様子をビデオで送ってくれた。

楽屋に届いたお菓子を、ぼくはおいしくいただいた。亡くなって八年もたつのに、Yさん自身が妹さんと一緒に差し入れに来てくれたように思えた。

国境を越える

広大なシリア砂漠の中央に位置するパルミラ遺跡には、ローマ帝国に支配されていたころの都市の姿が残っている。紀元前一世紀から後三世紀にかけて、シルクロードを行くキャラバンの中継地として栄えたオアシス都市だ。

中国、インド、ペルシャから地中海沿岸の国々へ。そしてまた西から東へ。さまざまな人やモノや文化が、「シルクロードのバラ」と讃えられた街を行き交った。ローマ帝国に反旗を翻《ひるがえ》し、皇帝アウレリアヌスに攻められ廃墟と化すまで、アラブ人であるパルミラ市民は東西それぞれの文化を同時に取り入れ、享受していたという。

ホテルの庭からライトアップされた神殿や円形劇場の跡を眺めながら、ヨルダンを発ってからの長い長い旅を振り返る。……と、猫が一匹、近寄ってきた。人恋しいのだろうか、しばらくぼくの膝に乗り、またどこかへ消えていった。

アラブ諸国では、一日に五回、アザーンの朗誦が響きわたる。「アッラーフ・アクバル（アッラーは偉大なり）」の繰り返しからはじまるアザーンは、そろそろ礼拝の時間だからモスクに集まるようにというイスラム教徒への呼びかけだ。

その日、ぼくたちは三時半に起き、暁《あかつき》の礼拝のためのアザーンが響くなか、ヨルダンの首都アンマンを出発した。タクシーを二台チャーターし、時速百キロで四時間、砂漠のなかを走り抜け、まずシリアに入る。ダマスカスに一泊し、それからシリアとイラクの国境沿い、イラク側にあるアルワリード難民キャンプへ向かう予定だった。シリアに入国する国境の検問で、予想外の足止めを食らった。入国は許すが、超音波診断機器を没収するという。

あせった。それは困る。難民キャンプに寄付するために、中古の機器を譲り受け、はるばる日本から持ってきたのである。これがあれば、何百キロも離れた病院まで行かなくても、キャンプの診療所で検査ができる。今まで無為に失われていた命を救えるようになるのだ。

必死に説明をはじめた。

「医療用で危険なものではない。持ち込ませてほしい」

だが、向こうもなかなか引かない。押し問答が続いた。

もしかしたら、袖の下を要求していたのかもしれない。でも、ぼくらはただただ、「病気の子供たちのために、この機械が必要なのだ」と主張しつづけた。異なる文化、違う宗教、耳慣れない言葉の相手だからこそ、あきらめずにこちらの意見を伝えなければ何も解決されない。

一時間後、とりつく島もなかった係官の態度が少しやわらいできた。二時間後、疲れてきたのだろう、あくびをかみ殺しているのがわかる。もうひと押しだ。

粘って、粘って三時間。「わかった。特別に許可する」。とうとう粘り勝ちした。

心の空気を入れ替え、自分をリセットする

やっとシリアに入れたと思ったら、今度は一緒に来たタクシーの運転手がごねだし

た。国境越えに想像以上に時間がかかったから、帰りに客を拾うことができなくなってしまったという。追加料金を要求してきた。

拒否すると、タクシーはしぶしぶ走りだした。かなり乱暴な運転だ。気にくわないらしい。だが、追加料金の話には取りあわなかった。

そのうち、運転手の一人が聞いてきた。

「ならば、お祈りをしてもいいか」

えっ？　意表をつかれた。追加料金か、お祈りか、なんて選択肢は聞いたことがない。でも、お祈りと聞けば、むげに断れない。

タクシーは、無料の高速道路を降りて村のなかを走り、小さなモスクの前で止まった。運転手二人がモスクのなかへ消えてしまったので、ぼくたちは仕方なく、路傍で待つことにした。

三十分ほどたっただろうか。運転手たちがニコニコしながら姿を現した。まるで心の空気を入れ替えたかのように、すがすがしい顔である。

そう、アラブは祈りの国なのだ。礼拝によって神を讃え、感謝を捧げると同時に、自分の弱さや欠点と向き合い、神に赦《ゆる》しを請う。同胞の平安と幸福を願う。祈ることで気持ちを静め、心の暴走を防いだり、勇気を奮い起こしたりもするのだろう。

イスラム教徒の多くは、夜明け、正午、午後三時ごろ、日没、就寝前という定められた礼拝の時間に祈りを捧げる。

数年前、難民キャンプに予防接種活動に行ったときも、隣にいたイラク人医師が急にいなくなったと思ったら、テントの裏で祈っていた。ハンディな絨毯を土の上に敷き、そこに額を押しつけながら、聖地メッカの方角に向かって。

祈り終えると、彼はテントに戻り、予防接種を続けた。希望を失いかけている人々に、励ましの声もかける。連日のハードスケジュールとキャンプの悲惨な状況に、さっきまで疲れた暗い顔をしていたのに、また生気を取り戻していた。

異文化が衝突する砂漠のなかでは、強固に自己主張しなければ生きていけない。しかし、自分の主張がとおらなかったとき、それにこだわり続けていても、やはり生きていけない。そもそも人生は、思うようにならないことの連続だともいえる。生きていれば、悲しみに打ちひしがれそうになること、怒りに我を忘れそうになることだって、いっぱいある。

祈りによって心の空気を入れ替え、自分をリセットする。新しく仕切り直す。実によくできた習慣だと思う。

タクシーの運転手たちは、その後もにこやかだった。追加料金を払わなくても目的地まで安全にぼくたちを送り届け、重いスーツケースまで運んでくれた。


翌朝、シリアの首都ダマスカスを出発。前日同様、砂漠を走り抜け、イラクとの国境にたどり着いた。

ふつう入国は難しくても、出国は簡単なはず。だが、予想に反して、出国はさらに難関だった。シリアの外務省の許可を得ている書面を見せても、なかなか了承してくれない。外務省に連絡して確認したあとは、警察の許可が必要だと、また待たされた。ようやくこれで通過できると思っていたら、次は内務省の移民局の許可が下りないという。縦割り行政の弊害、たらいまわしである。

そのうち、国境警備隊の責任者のオフィスへ来いと命じられた。ひるんだ。もしかしたら、拘束されるかもしれない。拘束されるような理由は何もないが、何が起こるかわからない国なのである。

だが、抵抗するわけにもいかない。銃を携帯した警備隊員に、建物の裏から裏へ連れていかれた。牢屋に入れられるのだろうか。不安が募る。

小さな建物に案内された。なかに入ると、濃いヒゲを生やした強面《こわもて》の男が、ぼくたちをにらみつけた。いやな予感がした。

ヒゲの責任者は言った。

「イラクの難民キャンプに来てくれたことは歓迎するが、国境を越えるにはルールがあるのだ」

ヒゲの言う「ルール」が、ぼくらの想像を超えたものだったらどうしたらいいのか。ぼくは固唾《かたず》をのんで、次の言葉を待った。

「すまない」

えっ？

「わざわざ日本から助けに来てくれたのに、すぐに出国を許可できず申し訳ない」

ヒゲはそう言って、ターキッシュコーヒーを出してくれた。肩透かしである。底の見えない泥のようなトルコ式のコーヒーをすすり、ぼくは苦笑いした。

結局、シリアの出国審査に五時間もかかった。五時間待たせて、一杯のコーヒーと「すまない」のひと言か。だが、このコーヒーは信じられないくらいうまかった。

立ちはだかる「空気の壁」

ぼくは長いこと、国境というのは一本のラインだと思っていた。目に見えない一本のラインが国と国を隔てているのだと思い込んでいた。

しかし、国境は二本の国境線でつくられていることに気づいた。その国を出るときの国境と、次の国に入るときの国境である。その間の緩衝地帯を、ノーマンズランドという。

シリアの国境を出てから約二キロ、ノーマンズランドが続く。地図上には存在しないエリアを走っていると、出入国審査とは別の恐怖が押し寄せてくる。

国境という「空気の壁」を通過するのに、さんざん苦労した。その壁と壁の間に迷い込んでしまったら、二度と出られそうもない。もし、ここでパスポートをなくしたら、カマタも難民になってしまうのか。難民を助けに行って、難民になるのはいただけない……。

そんなことをつい考えてしまったのは、二つの光景が頭に浮かんだからだ。一つは、ある映画で見た、途方に暮れる男の姿だった。

その映画『ターミナル』は、飛行機でアメリカに出発後、祖国でクーデターが起きてパスポートが無効になり、法的に無国籍となってしまった男の物語である。トム・ハンクスが演じた主人公は、アメリカに入国することも、国に帰ることもできず、ジョン・F・ケネディ空港のターミナルで九カ月を過ごすハメに陥る……。

もう一つの光景。それは、ヨルダンとイラクの間にあるノーマンズランドの難民キャンプで診察した人々の姿だ。

彼らの多くが、もともとは一九七九年のイラン革命の際にイラクに逃れてきたイラン難民。イラン・イラク戦争が起きると、サダム・フセインに協力を求められ、イランに敵対した。だから、フセイン時代にイランに逃れていた人々がイラクに戻り、イラン寄りの新政権ができると、また迫害に遭う。

イラクにもいづらくなった。イランにはもちろん戻れない。やむなくヨルダンに逃げようとしたけれど、入国を拒否された。そうして彼らは行き場を失い、壁と壁の間で迷い子になった。本来なら誰も立ち入ることを許されない砂と石だけのエリアに、テントを張って暮らすしかなくなってしまったのである。

幸い、ぼくたちは「空気の壁」の間にとらわれることなく、ノーマンズランドを無事に通過できた。もっとも、イラクに入る国境でまた二時間待たされたけれど。

国境を越えると、イラク警察が待っていた。ぼくらの車にまで機関銃を設置し、テロリストを威嚇しながら、アルワリードの難民キャンプまで警護してくれた。目的地のキャンプは、シリアとイラクの国境からほど近いところにあるのに、なんと長い時間がかかったことか。

難民キャンプでは、イラク人医師が超音波診断機器を心待ちにしていた。二百キロ離れた病院から一週間おきに派遣されて来ているという。すぐ機器が扱えるよう、勤務する病院で、すでにトレーニングも受けたという。

「これで、子宮筋腫の患者の経過観察ができます」

尿道炎を繰り返す十一歳の女の子にもエコー検査を行ってみたい。原因をきちんと診断するには造影検査が必要だが、膀胱の形から異常を見つけられないか試してみたい、と意欲的だ。苦労して運んできたかいがあった。

アルワリード難民キャンプは、UNHCR（国連難民高等弁務官事務所）の働きで、一年前に訪れたときにあった場所から数百メートルほど移動し、整然としていた。貯水タンクもきちんと高さを保ち、衛生面も格段に改善されている。イラクとヨルダンの間のノーマンズランドにいた難民たちも、この地に移されていた。

だが、キャンプでの生活がどんなによくなっても、住民の満足度は上がらない。彼らの最大の望みは、ここを出ていくことなのだ。


次から次へと診療所にやって来る難民たちの診察をした。朝の三時半から昼食をとる間もなく診察しつづけた。砂漠の彼方に、真っ赤な太陽が沈みかけている。

「また来ます」

手を振ってキャンプを発ち、再び、二本の国境線を越えた。砂漠を走り、パルミラ遺跡のなかにつくられたホテルに到着したのは、夜十時。

遅い夕食を終え、疲れた体をベッドに横たえながら、土の上に薄いマットを敷いてテントで眠る人々を思った。難民キャンプで生まれ育ち、おいしいご飯もやわらかなベッドも知らない子供たちのことを思った。

彼らのまわりには、高く、分厚い「空気の壁」が立ちはだかっている。人種や民族や宗教といった、実は小さなものでしかない違いに振りまわされ、人と人を隔てたがる人間の内なる壁が、その「空気の壁」を、より堅固なものにしてしまっている。壁の向こうが透けて見えるのに、なかなか向こう側にはたどり着けない。

それでもぼくは、彼らがいつか、その壁を通り抜けられる日が来ることを信じている。小さな違いからいがみ合う人々が、心の壁を取り払い、お互いを尊重し合える日が来ることを信じている。

その日が来るまで、ぼくらは何度も何度も、あの国境を越えていくだろう。

本当にあったディズニーランド物語

「ディズニーランドで本当にあった心あたたまる話」を集めたという本が、ベストセラーになった。読んでみようかと思っていたら、回収された。エピソードの無断転用が問題になったようだ。ディズニーランドであったのではない話まで載せていたらしい。夢を破ってはいけない。

ディズニーランドにまつわる、本当にあった話をしよう。この「夢の国」に家族を連れていくために命をかけた男の、真実の物語である。

二〇〇八年、諏訪中央病院に三十四歳の若い父親が入院してきた。その十カ月ほど前、大腸がんで腸閉塞になり、別の病院で手術をしていた。すでに腹膜播種《はしゅ》とリンパ節転移があった。がん細胞が腹膜に付着して細胞分裂を繰り返し、目に見える大きさの粒々や塊にまで成長してしまったものを腹膜播種という。

根治的手術はできなかった。切除はしたが、がん細胞が残った。もう完治はありえない状況に追い込まれていた。

大腸がんは最近、新しい抗がん剤が開発され、よく効くようになった。世界的にも推奨されている強い抗がん剤を組み合わせた治療に、男は果敢に取り組んだ。それでも、肝臓や肺に転移が広がっていった。

しかし、どうしてもあきらめきれない。子供たちが小さい。上の女の子二人は六歳と三歳。長男はまだ生後十カ月だ。若い父親にがんが見つかったのと、ちょうど同じ時期に誕生した。

男は、どうしても生きたいと思った。少しでも効果がありそうと噂を聞いたものには、なんでもトライした。病変部位を四十数度に温めるハイパーサーミアという温熱療法や、保険適用外で高額な最先端の免疫細胞療法も試みた。だが、やはり効かなかった。肝臓や肺に転移したがんは、どんどん大きくなっていった。

それでも、男はあきらめなかった。がんが大きくなり完全腸閉塞になっても、なんとか栄養をとって、もう一度元気になりたいと思った。

腸管が塞がれてしまっているのだから、食物はまったく通過しない。なのに、必死になってスープを飲む。当然、嘔吐してしまう。でも、男は信じていた。吐き出さなかったほんのわずかなスープが、きっと明日へと命をつなぎ、元気のモトになってくれる、と。

毎日毎日、スープを飲んでは吐いた。吐いては、また飲んだ。

親友が遊びに来ると、中華料理を病院に配達してもらい、ごちそうした。田舎の病院はこんなこともできるのだ。

病室に出前が届くと、自分も何口か食べた。そして、親友が帰ると、やっぱり吐いた。生きるためには食べなければいけない、だから食べ続ける、と男は決めていた。

医師から見ると、無謀な行為だ。しかし、あきらめずに続けていると、不思議なことに、吐かずにのどを通るときがあった。そんなとき男は、ヤッターと叫んだ。偉業を成し遂げでもしたかのように、うれしそうに、誇らしげに叫んだ。

その快哉を聞くたび、ぼくも心のなかでヤッターと叫んだ。今の彼にとって、食べることがどんなにつらいことか、どんなに大切なことかを痛いほど知っていたから。

緩和ケア病棟に漂った幸せのにおい

強いだけでなく、明るい男でもあった。

病院のテレビでグルメ番組を見ると、「あ〜あ、見なけりゃよかった。食いてえ！」とおどけて、周囲を笑わせた。

よく外泊許可をとって、家で家族と過ごした。外泊から戻った日は、いつにも増して明るかった。

外泊中、トンカチをふるって、自宅にウッドデッキをつくったという。自分の生きた軌跡を残しておきたかったのだと笑う。しかも、そのウッドデッキで焼き肉パーティをして、久しぶりにカルビやロースを食べたと自慢する。なんたる気力。信じられない。

もちろん、「食べた」といっても、栄養を補給できるほどではないだろう。しかし、

「食べる」という行為によって、なんとしても生きるぞ、と意思表明をしているように感じられた。

男は、お風呂が好きだった。お風呂に入ると痛みがやわらぐという。

「病院にいる時間のなかで、お風呂に入るときが一番幸せだなあ」

その言葉を、看護師は聞きのがさなかった。そして、子供たちが来たとき、一緒に病棟のお風呂に入れるよう気をきかせた。これが諏訪中央病院の歴史と文化なのだろう。病棟の浴室に、若い父親と子供たちのはしゃぐ声がこだました。

ある日、男は病院に炊飯器を持ち込み、ケーキをつくりはじめた。ニコニコしながら炊飯器にケーキのタネを入れ、ポンとスイッチを押す。若い父親を囲んで、子供たちがはしゃぐ。緩和ケア病棟に、ケーキの甘いにおいが漂う。

ぼくらが彼にできるのは、もう痛みをやわらげてあげることくらい。もちろん彼自身も、余命がいくらもないのはわかっている。

それでも若い父親は、ケーキができるのを待つ間、ジョークを飛ばして家族や看護師を笑わせていた。ふわふわで熱々のスポンジケーキをほおばった子供たちは、とてもうれしそうだった。

ほかの病室の患者さんにもおすそ分けをした。子供たちが運んできたケーキを、食べられない人も喜んで受け取った。ケーキの甘いにおいが消毒薬のにおいを追いやるように、幸せ色をした空気を吸い込んで、その日、みんなが笑顔になった。

いつも明るい男にも、眠れないことがあった。看護師が深夜、病室の様子をうかがいに行くと、男は目を開けていた。

「家族にしておかなければいけないことが、まだまだいっぱいある。時間がないのに、やり残しがいっぱいだ」

ひとりごとのように、唇からそんな言葉がもれた。状況はどんどん厳しくなる。そのことを、男はよく理解していた。

「いずれ歩けなくなるかもしれない」

ぽつりとつぶやいた。でも、次の瞬間には、いつもの満面の笑みを浮かべたという。

「やめた、やめた。何も考えずに寝よう。明日のために、夜は寝なきゃね」

何かを振り払うように、おどけてみせた。

命をかけた最後の家族旅行

末っ子の男の子が一歳になった日、若い父親は自分に言い聞かせるように言った。「怒濤《どとう》の一年だった。とにかく、長男の誕生日まで生きられた」

そして、三人の子供と妻を連れてディズニーランドに行くと言いだした。残された力を振り絞っての家族旅行である。一泊するという。

点滴を自己管理する方法を覚えた。痛みが急激に増したときに痛みを緩和するための、「レスキュー」という非定時の痛み止めの方法も身につけた。家族旅行中、痛みが悪化したら近くの病院に飛び込めるよう、紹介状も持った。

そうして万全の準備をし、ディズニーランドへと旅立った。明け方の四時、出発。子供たちは、まだ眠そうだ。

家族のなかで、彼が一番元気そうに見えた。渾身《こんしん》の力を振り絞って、子供たちに思い出を残そうとしているのがわかった。自分がこの世を去っても、家族全員で行った

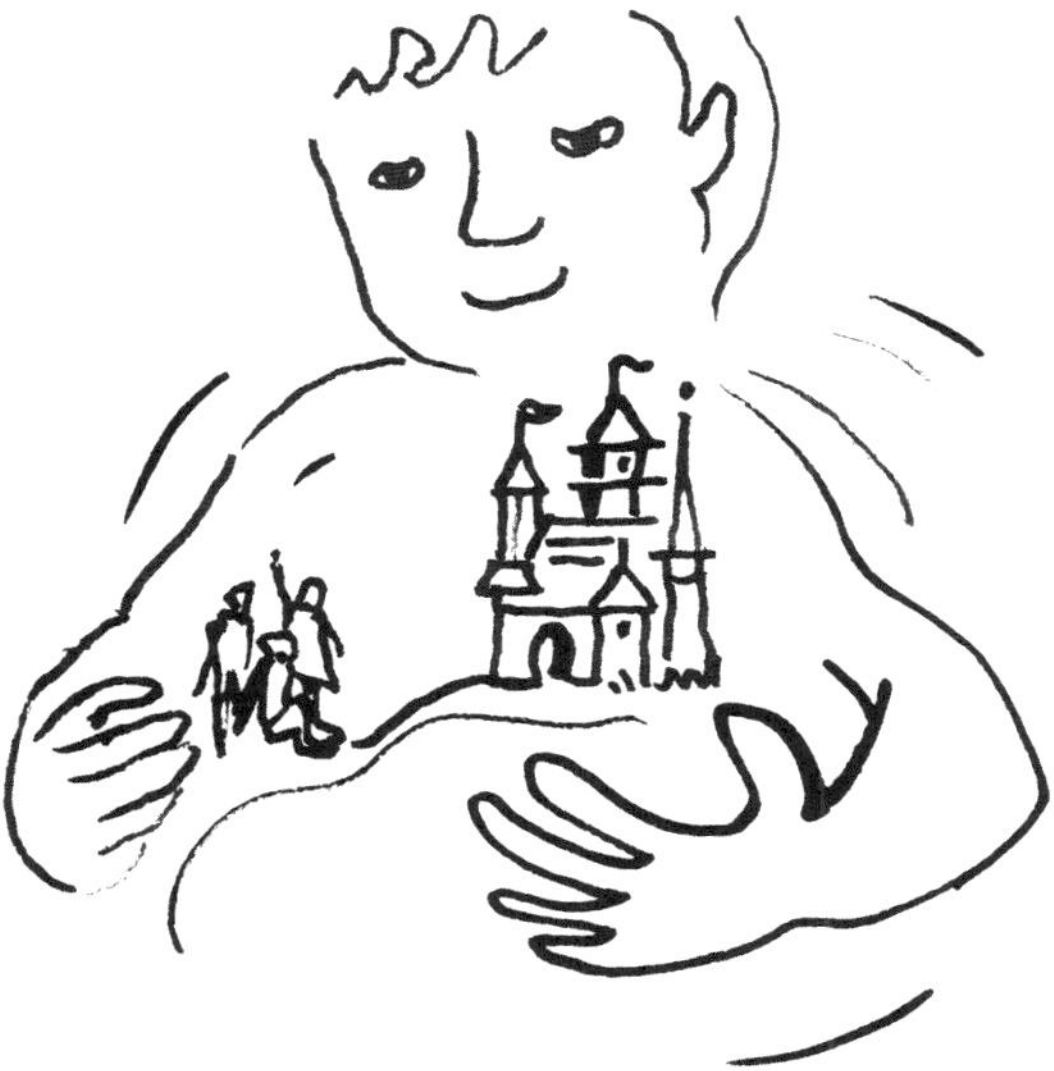

ディズニーランドのことをいつまでも忘れないでほしい。彼の願いが、周囲のぼくたちにも伝わってきた。
　こんなに命がけで、父親としての役割を果たそうとする男を見たのは初めてだった。
　ぼく自身は、二人の子供が成長していく過程で、ディズニーランドに一度も連れていっていないことに気づいた。妻やおじいちゃん、おばあちゃんが、何回も連れていってくれた。みんな、ぼくの代わりである。病院の仕事が忙しくて、それどころではなかった。後悔が残る。

だから、ぼくは彼の子供たちに、いつか言ってあげたい。

お父さんが命がけで、きみたちをディズニーランドに連れていってくれたことを、忘れないでほしい。お父さんがうれしそうに撮った写真やビデオ。ときどき見て、お父さんのこと、忘れないでほしい。

ディズニーランドには、訪れたそれぞれの人の夢や思い出があふれている。お父さんの夢や、きみたちに寄せた想いが、あの場所には残っているんだよ。寂しくなったら、ディズニーランドに行くといい。きみたちをずーっと守り続けたいと思っていたお父さんが、命がけで最後の家族旅行をしたあの日、吐き出した空気が、今も残っているはずだから。

東京ディズニーリゾートには、年間二千五百万人以上の人が訪れる。光や音楽や歓声であふれ、いつも明るく輝いている。それはきっと、誰かが誰かを思うやさしさが満ちているからに違いない。

4章

空気をかきまわせ

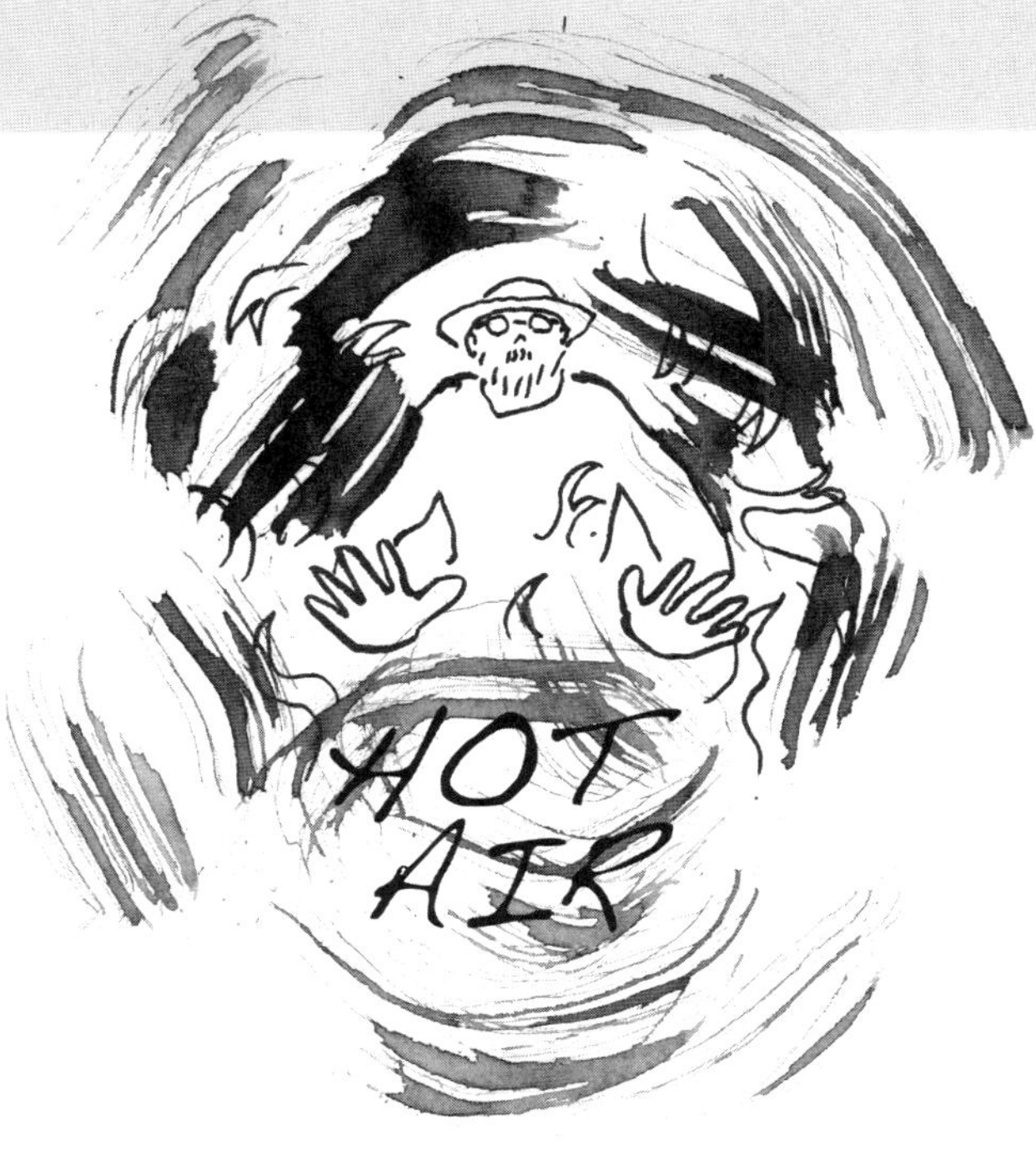

チャイムが鳴るまで

泣いた、泣いた。何度も、何度も、心を揺さぶられた。いい映画である。

『ご縁玉　パリから大分へ』。監督は、パリ在住の映像作家、江口方康《まさやす》。

二度目の乳がん再発とリンパ節転移を知った四十八歳の女性が、子供たちとともにフランスを旅する。パリで、一人のチェリストと出会う。

エリック＝マリア・クテュリエ、三十五歳。ベトナム戦争孤児だった彼は、生後九カ月でフランス人夫婦に引き取られた。コンセルヴァトワール（パリ国立高等音楽院）在学中から、その才能を高く評価され、現代音楽の室内オーケストラとして世界に知られるアンサンブル・アンテルコンタンポランのソリストになった。

エリック＝マリアは、八年前に養母を乳がんで亡くしていた。やさしかった養母に何もしてあげられなかったことが、トラウマになっていた。初対面の日本女性の人柄に魅せられ、彼女のためにチェロを弾いた。

それから半年後、女性から「ご縁がありますように」と渡された五円玉を手に、エリック＝マリアは、大分県の国東《くにさき》半島までやって来る。彼女は、彼を児童養護施設へと連れていった。

施設には、いろんな事情で親と暮らすことのできない子供たちがいた。初めて聞くチェロと、初めて見る異国からの客人に目を輝かせた。

日本滞在中、エリック＝マリアは再び女性とともに施設を訪れる。迎えに来る家族もなく、お正月を施設で過ごす子供たちにチェロを教えることで、笑顔を引き出したくて……。

人と人とのつながりが、しなやかな植物の蔓のように、次々とつながっていく。フィクションではない。ドキュメンタリーである。

映画を紹介してくれたのは、ぼくの『なげださない』（集英社）という本に出てくる上野創《はじめ》さん。肺転移を伴う精巣がんを克服した朝日新聞の記者で、大切な友人の一人である。

映画を観て、どうしても〝主演女優〟に会ってみたくなった。月刊誌『がんサポート』での対談をお願いする。二〇〇八年の秋、夫と二人で九州から東京まで出て来てくれた。

「私、たいしたことないんです。ただの保健室のオバサン」

〝主演女優〟の名は、山田泉。通称、山ちゃん。大分県の小・中学校で二十八年間、養護教諭をやってきた。

二〇〇〇年、四十歳のとき乳がんが見つかった。乳房温存手術を受け、放射線治療やホルモン療法をしたが、五年後に再発し、再手術。〇六年に復職したものの、体力の限界を感じ、翌年三月で退職した。

「がんになったのは私。なのに最初の手術のとき、夫が五キロやせて、私は三キロ太りました。その後も検診の日が近づくたび、いやでたまらないとうつむいている夫を、私のほうが『くよくよしたって仕方ないよ』と励ましていたんです」

山ちゃんは、明るく楽しい人だった。肺と肝臓にがんが転移し、主治医から「もう治らない」と告げられている。モルヒネで痛みを抑えながら、なんとか日常生活を送っている。そんな状態にもかかわらずエネルギッシュで、コロコロとよく笑う。きっと病気になったことを恨んだり、嘆いたりしたこともあるだろう。でも、きちんと現実を受け入れて、なおかつ、そんな自分の体験を人のために役立てようとしている。

「ぶっ殺すぞ」

山ちゃんが放射線治療を受けた大学病院には、研修医が多かった。裸になった彼女のおっぱいにフェルトペンでバッテンをつけながら、教授があれこれ説明する。医療の場であると同時に教育の場なのだから仕方ない。そう思いながらも、「私は標本か？　人間として見てもらっていない」と、つらい思いをした。

医師の言葉にも、とても敏感になった。ひと言ひと言に凍りつくようなことが何回もあった。一方で、「よくがんばりましたね。吐き気、つらかったでしょう」と、担当医からやさしい言葉をかけられたりすると、涙が出るほどうれしかった。

そんな患者の心の動きを、医大でレクチャーすることになった。自分自身を教材にして、患者がどんな気持ちで治療を受けているのかを語った。体を張った〝命の授業〟は毎月一回、一年以上続き、医学生の心を揺さぶった。

同じ痛みや不安を抱えた者同士で励まし合おうと、病院で知り合った乳がん仲間を誘って、「オードリーの会」という患者会も立ち上げた。

手術から二年後、山ちゃんは中学校の保健室に戻ることができた。でも、胸はずませて戻った学校は、ひどく荒れていた。

「ウゼーよ」「どけっ」「むかつく」

「ぶっ殺すぞ」「死ね」「オマエなんか学校に来んな！」

相手の胸をえぐる言葉が、生徒たちの口から、なんのためらいもなく飛び出してくる。プロレスごっこと称して、三年生が二年生の首を絞める。ささくれだった空気が教室に流れていた。みんなが、その空気に感染しているように思えた。

保健室のベッドでプロレスをしながら寝転がっていた男子生徒に、「起きんか！」

と注意した。すると、少年は笑いながら言った。

「オレ、がんじゃもーん」

山ちゃんは愕然とした。傷ついた。学校をおおっている空気が怖いと思った。空気を変えたい。子供たちに、人の命も自分の命も大切にしてもらいたい。それを伝えるにはどうしたらいいのか。

「この際、自分の体験を武器に子供たちにカツを入れようと、教頭先生とチームを組んで三年生の教室に殴り込みに、いや、話をしに行ったんです。

せっかくがんになったんだもん。そこから、なんかやらにゃと思って」

教頭先生もがんだった。前の年に肺がんが再発し、再手術。山ちゃん同様、職場に復帰して間もなかった。

山ちゃんは、子供たちに問いかけた。もし、自分ががんになったら一番知らせたい人は誰か。つらいときになんでも相談できる友達はいるか。

それから自分たちの体験と想いを、ユーモアも交えつつ子供たちにぶつけた。告知されたときどう感じたか。治療がどんなに苦しいか。苦しみのどん底で誰に支えられ、こうして職場に戻ってこられたか。否応なく死と向き合わされる日々のなかで何を学び、限りある命の時間をどう生きたいと思っているか。

抗がん剤治療を受けた教頭先生は、泣きながら語った。

「吐き気でメシが食えない。毛が抜ける。わき毛もチン毛もなくなっちゃうんだぞ。でも、生きたい。生きたいから、我慢して治療を続けたんだ」

生徒たちの前で、すべてをさらけ出した。

最初は、かったるいなあという顔をしていた子供たちが、いつの間にか真剣に耳を傾けていた。涙が止まらず、目を真っ赤にしている子もいる。

「オレ、がんじゃもーん」と授業をサボっていた生徒が、悩みはじめた。

「オレには親友なんていない。オレががんになったら、誰か泣いてくれるだろうか」

そして、気づいた。軽い気持ちでふざけた「がんじゃもーん」のひと言が、どんなに山ちゃんを傷つけてしまったか。

山ちゃんと教頭先生の言葉が、子どもたちの胸に届きはじめたのである。

うん、これが授業なんだ。本物の、命の授業。

その後も、山ちゃんと教頭先生は、外部から〝心の先生〟を招き、生徒たちにさまざまな命の授業を行っていく。

言葉が人の心に与える影響について話してくれたアナウンサー。「夢をかなえるために」と題して講演してくれた車椅子のマラソンランナー。血液製剤でＨＩＶに感染した血友病の男性。

女の体で生まれたけれど心は男で、性同一性障害に悩んだ虎井まさ衛さんは、自分らしく生きることの難しさと大切さを語ってくれた。ほかにも、書道家、弁護士、米軍基地の演習に反対しているオバサン、元アメリカ海兵隊員、永六輔さん……とバラエティに富んでいる。

なんと、村山富市元総理までやって来た。講演依頼の手紙を出し続けたら、ある日、「村山じゃが、なんかわからんけどとにかく行くわ」と電話がかかってきたという。

山ちゃんの情熱に引き込まれて、協力者はどんどん増えていった。

「人間は死ぬ」ということを見せてあげる

命の授業に協力してくれた〝心の先生〟の一人に、穂田《わさだ》妙子さんという女性がいた。

妙子さんとは、休職中に「オードリーの会」をとおして知り合った。

「私は乳がんが骨と肺と脳に転移し、片方の目も見えなくなりました。余命三カ月と告知されホスピスに入っていたんですが、少し状態が落ち着いたので、ちょっとの間だけ家に帰ってきています。私にできることがあれば、お手伝いさせてください」

そう言って会に加わり、重症の会員たちに自身の体験を語ることで支えてくれていたのが妙子さんだった。

山ちゃんは、子供たちに妙子さんのような人と出会わせたいと思った。彼女は、その願いに応え、三度もすばらしい命の授業をしてくれた。容態が悪化し、ホスピスに再々入院してからも、生徒とともにお見舞いに行くたび、笑顔で迎えてくれた。

ある朝、妙子さんの娘さんから「よかったら、最後のお別れにいらしてください」

という電話があった。

大急ぎで駆けつけると、か細い声で妙子さんが問いかけてきた。

「あら、山ちゃん、一人で来たの？」

妙子さんは、いつものように生徒たちも一緒だと思っていたのである。

「連れてきていいんですか？」

彼女は、うん、とうなずいた。

それでも、山ちゃんは躊躇した。娘さんに廊下で「本当にいいんでしょうか」とたずねると、こんな言葉が返ってきた。

「最近、いじめによる自殺が増えています。それは子供たちのまわりから死が遠ざけられているからではないでしょうか。母は最後まで、命の大切さやせつなさを伝えたいんだと思います。どうぞ、お連れください」

山ちゃんは一時間半車を飛ばし、校長室に駆け込んだ。涙ながらに訴えると、校長先生も涙目になった。

「これは人生でもっとも大切な学習です。連れていってあげてください」

授業が終わるとすぐ、保健部員の少女たち二人を連れてホスピスに戻った。

「来てくれてありがとう。私をよく見て」

手を握り泣き出した二人に、妙子さんが語りかける。

「人が死ぬということは、歩けなくなり、ご飯が食べられなくなり、お水が飲めなくなること。当たり前のことが一つずつできなくなることなの。あなたたちはそれが全部できるでしょう。今のうちにやりたいことをせいいっぱいやって、悔いのない人生を歩んでください」

声は小さいけれど、はっきりとした口調だった。

「人生にとって一番大切なものは、お金じゃない。自分をさらけ出せる友達がいるってことよ。今いなくてもいい。人にやさしくしていたら必ず、そういう人にめぐり合うのよ」

一時間ほどともに過ごし、さよならを言って病室を出た。それから三十分後、妙子さんは眠りにつき、そのまま旅立っていった。

妙子さんの葬儀の日、教会まで行けない子供たちから、山ちゃんは四十通近い手紙をあずかった。卒業して高校生になった元ワルガキ君の手紙には、こんなことが書かれていたという。

「ぼくは植田妙子さんと出会い、大きく変われたと思います。うちの中学の生徒は、みんな変われたと思います。これから失敗や挫折を繰り返すだろうけれど、それも自分の人生の土台の一部にしっかり埋め込んで、歩き続けようと思います。

心がカッコイイ大人になるよ！」

一人の女性の命をかけたメッセージは、子供たちに伝わっていた。バトンは見事に手渡されたのだ。

生きるとは、人のためにつくすこと

山ちゃんが復帰してからの二年間に、四十人の〝心の先生〟が山奥の小さな中学校を訪れた。命の授業を続けられたのは、コンビを組んでくれた教頭先生や担任の先生をはじめ、多くの教師の協力があったからだ。

校長先生も肝のすわった人だった。偏差値を上げる授業が優先される教育界にあって、成績には結びつかない山ちゃんの授業を応援してくれた。ハンセン病患者が隔離収容された熊本の療養所まで泊まりがけで体験学習に行くことも、快くOKしてくれた。

卒業式の日、校長先生はうれしそうにこう言ったという。

「うちの生徒は点数はもうひとつかもしれんが、社会に出たとき人の道を踏みはずさん子になったなあ」

卒業後の子供たちのことをぼくに語る山ちゃんも、実にうれしそうだった。

「妙子さんと最後のお別れをした生徒は、今、大学生。教師を目指しています。ハンセン病学習を受けたときの体験から、手足の不自由な人のリハビリを手伝いたいと言って、理学療法士になる勉強をしている子もいる。養護施設の先生の授業を聞いて、その方面に進んだ子もいます」

卒業して何年もたつ子供たちが、「私はただの保健室のオバサン」と言う山ちゃんに、今も電話やメールをしてくる。みんなで教頭先生のお見舞いにも行った。

がんが進行し自宅療養中の教頭先生は、酸素ボンベで高濃度の酸素を補給しながら、ベッドに横たわっていた。五分だけ許された面会。十九歳になった教え子たちに向かい、荒い息の合間をぬって、きれぎれに声をしぼり出した。

「泉ちゃん　のこと　頼むぞ」

なんて、あったかな人と人とのつながりなんだろう。

山ちゃんが教頭先生を見舞った半年後、大分県の教育界は大きく揺れた。教員採用試験をめぐる贈収賄事件が摘発されたのを機に、いくつもの小・中学校で長年にわたり縁故採用が常態化していたことが明らかになったのである。

不正に手を染める教育委員会幹部や校長・教頭がいた一方で、山ちゃんを後押ししてくれた校長先生、教頭先生のような人たちもいる。腐った空気に染まらず、毅然として真摯に生き、子供たちにカッコイイ大人の後ろ姿を見せていた現場の教師たち。偏差値を上げる授業ばかりを求める教育委員会や世の中の空気に抗って、子供の心を育てようと奮闘した教師たち……。
○四年の春、山ちゃんは全校生徒四十人という、さらに小さな中学校に異動。ここでも、養護教諭としての仕事をしながら命の授業を行った。

その様子がＮＨＫのドキュメンタリーで紹介されたこともあり、体がきつくなり退職してからも、講演や授業の依頼が押し寄せた。しんどくても、なるべく断らず、全国どこへでも出かけて行く山ちゃんに、命を削ってしまうと忠告する人は多い。

「削ってるかもしれないけど、もらうものもたくさんあるんです。

鹿児島の小学校に命の授業に行ったときなんてね。帰ろうとしたら、土砂降りの雨のなか、子供たちが上履きのまま追いかけてきて、『山ちゃーん』って泣いてくれた。そういう感動があるから、やめられないのよ」

そう言って、またコロコロ笑う。

きっとパリで山ちゃんに会ったエリック＝マリアも、鹿児島の小学生のように、あっという間に魅了されてしまったんだろうなあ。山ちゃんは、フランス語なんてまったくわからない。でも、空気で大切なものを伝えられるのだ。

山ちゃんがつくり出す、さわやかで、おおらかで、凜とした空気。その渦に、子供たちも、教師も、世界的チェリストも気持ちよく巻き込まれてしまう。そして、元気や勇気や人に対するやさしさを受け取り、自分なりに前を向いて歩きはじめる。

対談を終え、笑顔の山ちゃんと握手し、再会の約束をした。でも、それからわずか二カ月後の二〇〇八年十一月二十一日、悲しい知らせが届いた。

その日、ホスピスのベッドでほとんど意識がなくなりかけていた山ちゃんは、突然目を開けたという。

そして、最後の言葉をはっきり伝えたという。

「生きるということは、人のためにつくすこと。以上、終わり！」

つき添っていた家族やドクターや看護師たちは、思わず拍手をした。

いいなあ。臨終の場での拍手か。

山田泉は山田泉の人生を生ききった。人生の終わりを告げるチャイムが鳴り響くまで、きっちり命の授業をして旅立っていった。

山ちゃん、ありがとう。いい授業だった。

ぼくからも感謝を込めて、ありったけの拍手を送りたい。

命をまるごと伝える野性のオヤジ

青年は、なんだかわからない微熱と倦怠《けんたい》感に苦しんでいた。人の三倍は丈夫でバリバリに元気だったのに、高熱が出て下痢をしてから、急に疲れやすくなったという。とにかく、だるくてだるくてしょうがない。便や尿の色もヘンだという。

「テキサスでナマズを生で食ったせいかなあ。グアテマラのウスマシンタ川をいかだで下っていたとき、川の水を飲んだからかなあ」

ガタイのいいヒゲ面の青年は、苦しみながらも、いたずらっ子のような目をして笑った。三十年近く前のことである。

検査の結果は、A型肝炎。本人の推測どおり、A型肝炎ウイルスに汚染された水や生魚を食べたせいで感染してしまったのである。即、入院となった。

ほとんど英語も話せない状態で、八十万円の現金とわずかな着替えだけを持って渡米。ボロ車を買ってアメリカじゅうをまわったという。カナダやアラスカにも足を延ばし、中央アメリカへ。さらに南米に行き、アマゾン川をいかだで下ろうと思っていたのに、体調を崩し帰国しなければならなくなった、と悔しがる。

いかだ下りの練習をしていたという中米最大の川の写真を見て、驚いた。一週間前にいれたコーヒーのように濁った、茶褐色の流れなのだ。よくまあ、こんな水を飲む気になったもんだ。

そもそも、たった八十万円で二年間も、どうやって暮らしてたんだ？　当時、一ドルは二百五十円だったから、今の感覚だと三十万円ぐらいの価値しかない。

「レストランでは食わない、ホテルでは寝ないと決めてたから。寝るのは教会か、誰かの家。大工仕事をする代わりに泊めてもらうんです。

中米は車で移動すると危ないと言われたので、ずっとヒッチハイク。ホームレスと一緒に野宿することが多かったかなあ」

なんともワイルドでたくましい青年に、ぼくは、がぜん興味をもった。

青年の名は、長谷川豊。京都出身で、当時、二十六歳。みんなからハセヤンと呼ばれていた。

十六歳のとき、彼は白樺湖の近くにあるホープ・ロッヂという乗馬牧場にアルバイトに行く。そこで、ハセヤンが「酋長」と呼んで慕う経営者の川村嘉彦《よしひこ》氏から、ロッジのつくり方や農業、馬や牛の飼い方を教わった。休みのたび京都から長野を訪れ、住み込みで働いた。こんなふうに、暮らしに必要なものを自分の手で生み出しながら生きていきたいと思うようになった。

やがて高校卒業が迫り、本格的に弟子入りしたいと頼むと、「酋長」に諭《さと》された。

「若いんだから、何かまったく違うことをして社会経験を積んでから来い」

ハセヤンは、考えた。どうせ働くなら、将来、自給自足で生活するのに役立つ資格や知識を身につけられる職に就こう。そうだ、消防隊員になれば大型の運転免許が取れる。一念発起して勉強に取り組み、試験に合格。消防学校で半年訓練を積み、京都市消防局の救助隊で働いた。

三年後、二十一歳で消防局を辞め、ホープ・ロッヂに弟子入り。独立する日に備え、がむしゃらに働き、体で学んだ。畑を耕し、丸太小屋を建てた。馬や牛以外に羊や山羊、豚、鶏の世話をし、イワナを手づかみで捕る方法も覚えた。

ハセヤンが高校生のころは、いい大学を出て大企業や官庁に入ることが幸せになる道だと考える風潮が、今以上に強かったように思う。親たちは我が子をエリートコースに乗せたがり、レールからはずれると落ちこぼれなんて言われた。そういう空気が、社会全体に色濃く流れていた。

でも、ハセヤンにとって、世の中の空気や流行なんてどうでもいいことなのだろう。そんなものはまるで気にせず、ただ自分がおもしろいと思うことをやりつづけてきた。そうして見つけた、自分にとっての「これだ！」に向かい、突き進んできた。

二十四歳で渡米したのも、当時、若者の間で流行《はや》っていたバックパック一つを背負った無目的な放浪旅行ではない。

アメリカには、自然のなかで生活する術《すべ》や手工芸、十八〜十九世紀の暮らしぶりなどを教えるエデュケーション・ビレッジがあちこちにある。将来、日本版教育村をつくるときのために、エデュケーション・ビレッジやネイティブ・アメリカンの居留地を視察してまわっていたという。

「求めすぎない」生き方

その後、ハセヤンは、強靱な体力で回復していった。退院すると、八ヶ岳西麓の森に土地を借り、住みついた。

どこかで家を壊すと聞けば、トラックで廃材をもらいに行った。古い校舎や土蔵などの解体現場には、必ずハセヤンの姿があった。手入れをしていない山があると、間伐をただで請け負い、切り出した木をもらった。そうして手に入れた廃材や材木で、森のなかに丸太小屋を建てはじめた。

ただし、すぐにではない。まず、材木を縄で結んでいかだをつくり、一度川で遊んでからロッジづくりに取り組む。遊びも大好きな男なのである。

ハセヤンが建てた丸太小屋には無駄がなかった。料理をつくる火を利用して、風呂の湯をわかす。廃熱でつくった温水は床暖房にも活用する。エコで哲学がある家なのである。

井戸を掘り、野菜をつくり、鶏を飼った。基本は自給自足。日々の生活に必要な最低限の現金は、農作物を朝市で売り、旅行中に覚えた英語を教えて得ていた。

鉄工所や電気工事の手伝い、土木作業にダンプカーの運転、イノシシ狩り……なんでもやったけれど、お金は受け取らなかった。

「鉄工所で働く代わりに、ストーブのつくり方を教えてもらい、工場と道具を借りて自分でつくる。電気の配線を二十万円分してもらったら、電気屋さんに二十万円分働きに行く。いろんな人の手伝いをすると、仕事を覚えられるし、仲間も増える。お金をもらうと、それで終わりで、つき合いがなくなっちゃうんだよね」

やがてハセヤンは、「カナディアンファーム」というレストランをはじめた。森のなかに手づくりのテーブルとベンチを置いた野外レストラン。冬は丸太小屋のなかで、暖炉の火を見ながら食事をとる。

しかし、このレストランにはお客がなかなか来なかった。諏訪中央病院も同じころ、赤字であえいでいた。オンボロレストランとオンボロ病院である。オンボロ同士、ぼくらは意気投合した。

オンボロレストランは、めざましく進化していった。スモークサーモンや生ハムをつくる「ハセヤン式冷燻装置」ができた。ハンバーグやチキンを焼く大きな石窯ができた。その石窯で天然酵母のおいしいパンも焼いた。

店で出す野菜は、有機農法で育て、その日の朝に採ったもの。お米までつくりはじめた。一年に一棟というハイペースで、大小さまざまな丸太小屋が増えていった。

カナディアンファームには、世界じゅうからバックパッカーたちが集まってきた。畑や店で働く代わりに、無償で宿と食事を得た。

酒鬼薔薇聖斗と名乗る少年による連続殺傷事件が起きると、〝心の教育〟をしてくれという依頼も来るようになった。体験学習に来た子供たちと一緒に森や畑で体を動かし、自給自足の生活をとおして、命というものをまるごと伝えようとした。

子供たちの体験学習を、ハセヤンは無償で引き受けている。

「心の教育をするのに金をもらっちゃ、つじつまが合いにくいじゃない。

有料にすれば儲かるけど、儲けようと思うと欲が出てくる。設備を増やし、百人より二百人、二百人より二万人と、より多くの子供を受け入れはじめる。そうなったら、子供の名前も覚えきれないし、流れ作業的に教えるしかなくなってしまう。そういうのは、ぼく、いやなんだよね」

日本人の多くが振りまわされてきた拝金主義や、「もっと、もっと」とより多くのものを求める空気からも、この男は自由でありつづけた。

「ほっとけない」生き方

ハセヤンは、情熱的で、やさしい男でもある。

阪神・淡路大震災のときは、トラックに五右衛門風呂を積んで被災地に駆けつけた。ほっとけないのである。彼の「震災浴場」は大好評で、二カ月半ほど続いた。

新潟で大地震が起きたとき、諏訪中央病院から、すぐ薬とともに医師と看護師を派遣することにした。だが、地震直後で情報もなく、現地の状況が読めない。

ハセヤンに相談した。医師や看護師を先導してくれるという。彼がいれば、どんな状況だろうと、たとえ野宿することになっても、寝るところと食べる物を確保し、医師や看護師を守ってくれるだろうと思った。

期待にたがわず、ハセヤンは大活躍。おかげで、二台の車でゲリラ的にあちこち支援に行くことができ、被災者のみなさんに喜んでもらえた。

スマトラ島沖地震のときも、ハセヤンは、津波に襲われたスリランカの村に飛んだ。高床式の家が流されていないことに気づき、現地の人たちに津波や大波に強い家づくりを教えた。

それだけではない。集落の境界線上に、民芸品のゴザを編むための建物をつくり、それぞれの集落の人たちが利用できるようにした。日本でいうと公民館のような建物だ。少しでも村同士のいさかいが減って、みんなで協力していけるようにと考えてのことだという。

すごいなと思う。頭のなかだけで、自然や環境や平和について考えているのではない。ハセヤンの手によって、ちゃんと形になっていく。

そうそう、いろんなジャンルのエキスパートが競う『TVチャンピオン』という番組で、廃材を利用した建物をつくるチャンピオンにもなった。もったいない精神をもった男なのである。

人間は、何かを得て、何かを失う。手のなかにあったはずのものが、いつの間にかなくなっていることに気づいて愕然とする。でも、ハセヤンは、そんなことなど百も承知。何があってもへこたれず、なげださず、「ほっとけない」「もったいない」と、丸太小屋や高床式の家や食べ物を次々と生み出していく。被災地の人々や、自然を知らずに育った子供たちとかかわっていく。

今、カナディアンファームでは、十人の若者が働いている。経営学部で学んでいたが、農業をやりたくなった大学生。パンづくりや料理に興味があって店を訪れ、もう十年も住み込んでいる女性。今の日本社会に疑問をもち、ハセヤンのライフスタイル全般を学びたいと脱サラしてきた青年……。いろいろだ。

二十九歳のホッサンは、ここに来て三年。結婚し、子供も生まれた。

「ここで農業や家づくりの経験値を上げて、最終的にはハセヤンのように、人が集まれるアットホームな場所をつくりたい。それで食っていければ、最高に幸せです」

ハセヤンは、ホープ・ロッヂの「酋長」から受け継いだもの、独立してから自分自身で学んだ多くのものを、若者たちに惜しみなく手渡している。それを受け取ったホッサンたちも、やがてカナディアンファームを巣立ち、次の世代へとバトンを渡していくのだろう。渡されるバトンの一つは、世の中に流されず自分を貫く生き方だ。

信州に来ることがあったら、一度、原村のカナディアンファームを訪ねてみるといい。建物を見るだけでもびっくりする。レストランは年中無休。石窯で焼くチキンは、遠赤外線効果で、なかまでしっかり火がとおっているのにジューシーで、皮がパリパリ。石窯で焼いたパンもおいしい。八ヶ岳の風と空気に三年間さらしてつくる干し豚や燻製がまた、こたえられない。ランチでもディナーでも、野趣あふれる料理とともに、今生きてここにあることの幸せを、最高の贅沢として味わうことができると思う。

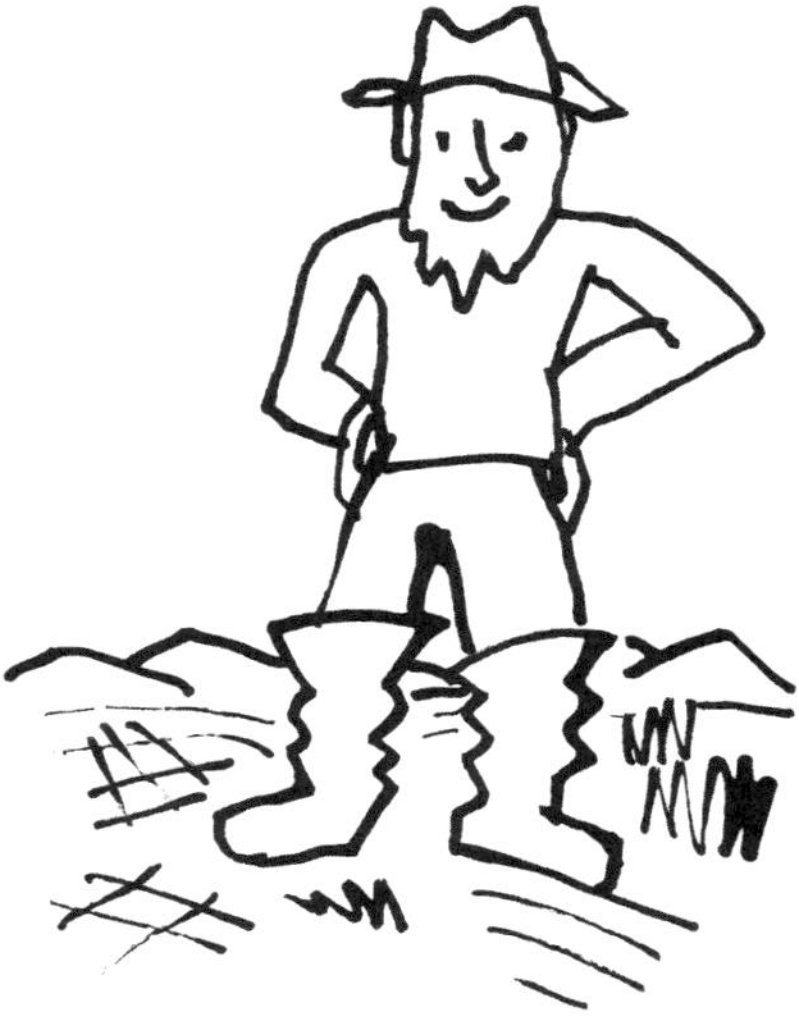

がん難民を武装させる男

その男は、「がん難民コーディネーター」と名乗った。妙な肩書きである。医師から「もう治療法はありません」と言われ、がん難民になった患者さんたちの相談に乗っているという。多くの人の相談に乗り、法外な相談料を要求しているのではないだろうか。ぼくは警戒しながら、その男に会った。

藤野邦夫、七十四歳。若々しい。万年躁状態のように、早口で、エネルギッシュ。あやしくない、とすぐに感じた。

妙な肩書きは、彼の取り組みを週刊誌が取り上げたとき勝手につけられたものだった。がんの患者さんから大きな反響があった。ＮＨＫの『ラジオ深夜便』やテレビ朝日の『報道ステーション』で取り上げられたときは、四千六百通のメールが来たという。

この数字からも、この国にどんなにがん難民が多いかがわかる。この国の医療が、どんなにやさしくないかがわかる。

彼は、日本のがん医療に見放された人たちに、一人ひとり返事を書いていく。病状に応じ、どんな治療法の選択肢があり、どこに行けば受けられるかをアドバイスした。ていねいに返事を書くと、一日五通が手いっぱい。とてつもなく大変な労力である。そうだろうなと思う。ぼくのところにもたくさんのメールや手紙が来るが、返事を書くのはとても大変なことである。

藤野氏がようやく返信したら、「ありがとうございました。残念ながら亡くなりました」という返事をもらうこともめずらしくなかったという。これはいかんと思い、がん難民からの相談に応じていたホームページを閉じたという。

自分を生きるための「知恵」

藤野氏は、日本のトップクラスの出版社を定年まで勤めあげた。その後は漫画の原作を書いたり、語学力を生かして外国の医療関係の本を二百冊ほど翻訳したりもした。

医療に対する並外れた知識はここからきている。

彼自身も、六十八歳のとき前立腺がんになった。総合病院の泌尿器科医から、すぐに摘出手術を受けるべきだと言われた。

「先生、私、ブラキセラピー（小線源療法）をやりたいんです」

そう言うと、医師は目を白黒させたという。

当時、ブラキセラピーは認可されたばかりで、日本で行っている医療施設は二カ所だけ。放射性物質が密封された微小なチタニウムのカプセルを前立腺のなかに入れ、内部からがん細胞に放射線を照射する。このカプセルは通常入れっぱなしにする。今も八十五本のカプセルが入っているという。

世界では、前立腺がんの手術と放射線治療の期待される効果は同等とされている。しかし、日本では手術が圧倒的に多い。手術の場合、今までは勃起機能が低下する例があったが、神経温存手術が行われるようになり、いろいろな配慮がされるようになった。それでも、手術後、尿失禁や勃起不全が起こる場合もある。手術の負担も考えると、高齢者の場合は手術より、放射線治療のほうがいい場合が多い。

また、同じ放射線治療でも、体の外側から行う外部照射法よりブラキセラピーのほうが、直腸や膀胱などへの影響も少なくてすむ。

藤野氏のがんは、今のところブラキセラピーで消えている。後遺症もない。ＱＯＬ（生活の質）も保たれている。まだ一般に知られていない治療法を患者自身が知り、自分の年齢や病状、人生観に合った治療法を選択できたことが、大きな勝因だった。

医療情報をもっていたから、がん難民にならずにすんだ。

その経験が、今の活動の原動力になっている。多くの人に相談に乗ってほしいと請われ、遠方まで赴くこともある。交通費も自分の持ち出し。全部ボランティアだ。

気になった。

「どうやって、生計を立てているの？」

ぼくの質問は、いつも単刀直入である。どんなに立派な活動でも、カスミを食べてはやっていけない。

「女房に怒られるんです」

急に、口調が弱々しくなった。退職金を食いつぶしてきたという。趣味で集めていた安土桃山時代の茶器や百年前のフランスワインなども、活動費のために手放したという。

「若いころは、ほしいものを手に入れるために一生懸命働いた。歳をとってくると物欲がなくなる。これも一種の死ぬ準備でしょうか」

なかなか言えるセリフではない。

かっこいい、とぼくが言うと、彼は意外な反応をした。

「私はヒューマニストでも、立派な人間でもありません。せっぱつまって困り果てて、暗い顔をしている人を手助けしないわけにはいかなかっただけです。

私のところに、たくさんのがん難民が来る。そういう人たちを見ていると、この国はもう国民の命を守れない国になっていると痛感します。国が守ってくれないなら、私が代わって、この人たちを武装させなきゃと思うわけです」

患者さんが自分の命を守るには、情報で「武装」するしかない。まるで、荒野のガンマンだ。

「今の医療現場は忙しすぎて、標準治療で治らないとわかった患者さんに対してとても冷酷です。患者さんの生きたいという気持ち、家族の生かしたいという気持ちと、医療現場との心の温度差はものすごく大きいのです」

こんな話を聞いた。

東京のある大病院で乳がんの手術を受けた女性がいた。その後、再発して、その病院に行くと、「うちは治る患者さんを治すところですから、ほかの病院へ行ってください」と言われたという。日本には、こんなふうにがん難民になっていく患者さんが、藤野氏によると、七十五万人もいるという。

「ひどい話だ」と、がん難民コーディネーターは憤る。

彼の活動に対して、「医師でもないのに、どこまでできるのか」といぶかしむ声もある。だが、医療は医師だけのものではない。医療を受ける国民の立場、患者の立場で発言していくことにも意味があるのではないか。

がん難民コーディネーターは、多くのがん難民の相談に乗り、閉ざされがちな医療界の窓を患者自身が開ける勇気を与えているように思う。日本のがん治療の現場に漂っている、停滞した空気をかきまぜているように見えた。

サクラばあちゃんの魔法

サクラばあちゃんは、瀬戸内の町に住んでいた。明るく、働き者で、病弱な夫や娘を支え一家を切り盛りしてきた。

八十歳で大腸がんが見つかった。手術を前にドクターからていねいな説明を受けた。サクラさんは理解し、納得した。でも、一つだけ気がかりなことがあった。

「手術は身も心も裸にならないといけないらしい。入れ歯もはずすように言われました。八十歳にもなれば恥ずかしい気持ちもなくなりそうなのに、私はやっぱり、歯がないのが恥ずかしい」

サクラさんは、一番気の合う孫に、「手術が終わったら、お医者さんには内緒です ぐ入れ歯を口に入れてほしい」と頼んだ。

こういうの大好き。がんと闘うときに、生活のにおいがするディテールにこだわっている。このチグハグさがいい。どんなときでも、きちんと、かっこよく生きるという、サクラばあちゃんの美学だった。

やさしいお孫さんは、「勝手に酸素マスクをはずせないよ。内緒でなんてできないよ」と困ってしまったらしい。

サクラさんらしいなあ、とぼくは思った。

サクラさんとは、一緒に温泉に行った仲だ。ぼくが五年前からやっている「旅をあきらめない――障害・病気・高齢に負けず、鎌田實と温泉に行こう」の参加者として、瀬戸内から上諏訪温泉まで駆けつけてくれてからのおつき合いなのである。

一緒に温泉に行く前から、サクラさんは、ぼくの本や雑誌の記事をすべて読んでくれていた。小さな島に住んでいるため、雑誌などを取り寄せるのは大変なようだ。それでも、なんとか手に入れて、そのたびに感想をしたためたあたたかい手紙を送ってくれる。

ぼくは単なる聞き役だが、相談ごとまでされるようになった。二十歳年上のガールフレンドみたいな存在だ。

どことなく理知的で、美しいおばあちゃんである。サクラさんと話していると、自然に心のバリアが取れて、いつの間にか親しくなっている。そんな不思議な魅力をもっている人なのである。

だから、サクラさんのまわりには、いつもニコニコ顔が絶えない。このおばあちゃんにかかると、みんな魔法にかかったように、「いい人」になってしまうのだ。

アイスとバナナと青年医師

手術から一年後、大腸がんが再発した。さすがのサクラさんでもショックは大きかった。今度は六時間にも及ぶ大手術になった。

サクラさんはもう、入れ歯のことは気にかからなかった。それどころではなかった。仕方がない、なるようになれ、と思ったという。

手術後、集中治療室にいるサクラさんの様子を、二十六歳の青年医師が見に来た。

広島県にあるその病院では、チーム医療を行っている。何人かいる担当医のうちで一番若いドクターだった。

意識が回復していたサクラばあちゃんは、彼に返事をするとき、無意識のうちに手を口にやっていた。入れ歯のない口もとを隠すようなしぐさになった。

それを見た青年医師が、すかさず言った。

「サクラさん、入れ歯、取ってきてあげる。病室のどこにあるの？」

彼は六階の集中治療室から三階の病室まで行き、入れ歯を探して持ってきてくれたという。

サクラさんはうれしかった。

「私が命拾いしたのも、病院の先生たちのおかげ。それだけでもありがたいのに、私の入れ歯まで気にかけてくれるなんて」

その後も、抗がん剤治療を受けるための入院や通院が続いた。再発という厳しい状況であることは知っているはずなのに、サクラさんは愚痴を言わない。

「私の辞書には、『病気のつらさ』や『入院の苦痛』という言葉はありません。鎌田先生のご著書を、何度も何度も熟読しているおかげでございます」

こんな手紙を、ぼくにくれるのである。いつも前向きなのだ。

サクラさんがいる病室では、患者同士がみんな仲よくなってしまう。笑い声が絶えない病室になる。

ドクターに対する不満も、彼女の口から聞いたことがない。ぼくへの手紙で、いつも主治医たちをほめる。「幸せです」という言葉も、よく書かれていた。

あるときサクラさんは、病院の売店にバナナとアイスを買いに行った。同室の患者仲間と分けようと思ったのだ。

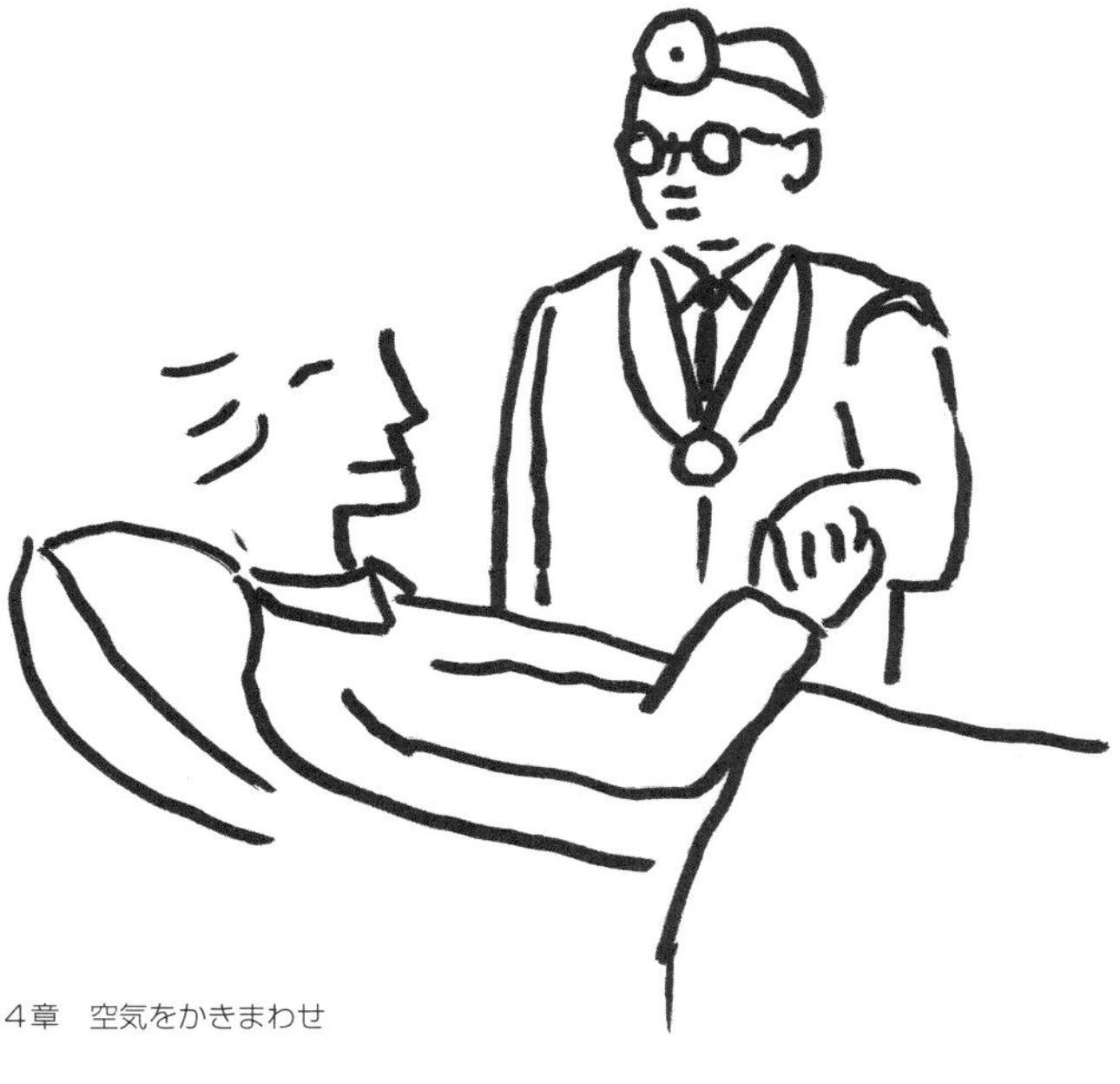

エレベーターに乗ろうとすると、例の入れ歯を持ってきてくれた若いドクターが手術着のまま、ぶつかるようにして降りてきた。疲れきっているように見えた。

「手術があったの？」

サクラさんは声をかけた。青年医師が振り向いた。

「手術はすんだけど、また一時間後に別の手術なんだ」

「夕食は？」

「おにぎり一個だけ」

サクラさんは、売店で買ったばかりのバナナ一本と、アイスクリームを袋から取り出した。彼は「ありがとう」と言って、エレベーターの前で食べはじめた。

行儀が悪い。立ち食い。しかも、患者さんにモノをもらってはいけないはずなのに。でも、ルールなんて、ときには目をつぶってもいい。大切なのは、医師とおばあちゃんのまわりにあふれる空気。この空気が大切なのだ。

やがて、同じ手術着姿の若い医師が二人寄ってきた。研修医仲間のようだ。「先生たちもどうぞ」。同室者にごちそうしようと思っていたものを差し出した。二人の医師もバナナとアイスを受け取り、「ありがとう」と、その場でほおばりはじめた。

サクラさんの手もとには、もうバナナもアイスもなくなってしまった。でも、満足だった。

「病気をしても、マイナスばかりではございません。病室仲間も増えて、いい友達もできました。いい先生にも出会えました」

殺伐とした空気が、潤っていく。無機質な病院が、家族の団欒に似た温度をもちはじめる。こうやって空気が変わっていくのだ。

サクラばあちゃんは、病院の暗い空気に染まらなかった。自分の力で空気を変えている。がんの再発にも、気で負けていない。「気」と「空気」が大事なのだ。

おなかも心も満たされて、「おかげで元気になったよ」と二の腕の筋肉を見せ、若い医師たちはまたあわただしく、それぞれの持ち場に戻っていった。

緩和ケア病棟のアイドル

ヒメ、今日も来てるかな。

諏訪中央病院のスタッフみんなが、会うのを楽しみにしているアイドルがいた。塩田舞姫《まいひめ》。柴犬とラブラドールレトリバーの血が混じっている感じの、クリーム色をした雌犬である。

緩和ケア病棟に入院しているトミばあちゃんのところに、ヒメは週に四、五回お見舞いにやって来る。もちろん一人、いや一匹で、ではない。次女のミエコさんか、そのだんなさん、ヒサシさんに抱かれて、裏階段から病室まで上がってくるのだ。

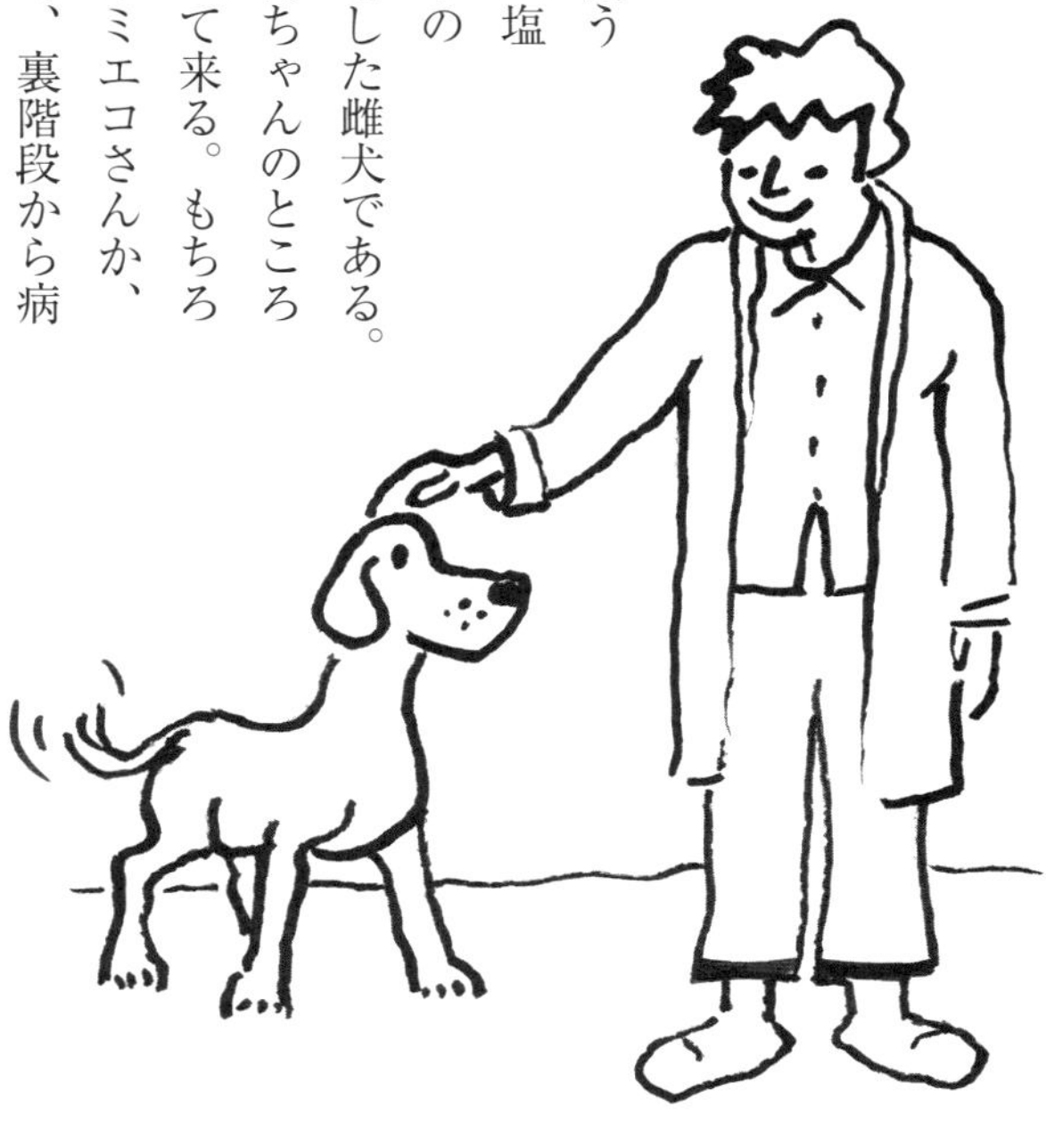

初めて病院に来たときは、まだ四カ月ぐらいの子犬だった。今では体長一メートルぐらいあるだろうか。ヒサシさんでも、もうかかえるのがやっとだ。

ヒメは、おばあちゃんが大好き。いつも高いベッドの上にいて、みんなに大事にされているので、一番えらい存在だと思っているらしい。

病室に着くと、まず手をペロペロなめてご挨拶。それから、おばあちゃんがヒメのために半分とっておいてくれる昼食のおかゆを、おいしそうに食べる。

「ヒメちゃん、おすわり。ちょっと待って。お手々。はい、もう一つお手々。もうちょっと待って。ちゃんと待って。ひとーつ、ふたーつ……はい、よーし」

よくできたね、と頭をなでてもらうと、おもむろに仕事をはじめる。

ヒメの仕事は受付嬢。病室の入り口に寝そべって、出入りする人をくまなくチェックし、挨拶する。パタパタ尻尾を振ってすますこともあれば、起き上がって礼をつくすこともある。ドクター・カマタには、とくに念入りにペロペロペロペロペロ。

看護師さんが「ヒメちゃん、ごめんねぇ」と体をまたいでいくとき、たまに尻尾を踏んでしまうこともあるが、怒らない。「おばあちゃんのために、よく働いてくれてるから、ま、大目に見てあげましょ」とでもいうように、鷹揚《おうよう》に構えている。

お見舞いに通いはじめたころ、ヒメは遠慮して病室のなかだけで過ごしていた。せいぜい、鼻先を廊下に突き出すだけだった。そのうち頭を出し、上半身も乗り出した。といっても、車椅子のじゃまにならない端っこを選んで、受付嬢をしている。

小さい子供がそばに来ると、ヒメはまず、ごろんとおなかを見せて安心させる。怖がっていそうなときは、じっと動かない。その子が恐る恐るヒメをなではじめ、慣れてきてから、少しずつ動きだす。頭のいい、性格のやさしい犬なのである。

諏訪中央病院の緩和ケア病棟には、あったかい空気が流れていると言われることが多い。症状の緩和やメンタル面でのケアはもちろんのこと、残された時間を少しでも心豊かに、その人らしく過ごせるよう、みんなで知恵をしぼってきた。食事や窓から見える景色にまで、工夫を凝らしてきた。

ただ、どんなに心を砕いていても、やはり死が近い患者さんが入院する場だけに、空気はしめりがちだ。でも、ヒメが緩和ケア病棟の空気をかきまわしてくれた。

うつむいて暗い顔をしていた患者さんや家族が、ヒメを見てパッと笑顔になる。ヒメをなでているときだけは、寂しさや悲しみの陰りのない自然な笑顔を見せてくれる。

そんなヒメのことを、ぼくは密かに、緩和ケア病棟のアイドルと呼んでいた。

「がん」でも幸せ

ヒメの大好きなトミばあちゃんは、肝臓がんの末期だった。がんが広がって、腹水もたまりはじめていた。

埼玉の病院でがんが見つかったとき、すでに手術は無理だった。がん細胞への栄養補給路を絶つ肝動脈塞栓術などを検討してみたいと主治医から言われたが、無理をしたくないと、おばあちゃん自身がていねいに断った。

十五年ほど前、トミばあちゃんはご主人をがんで亡くした。余命七カ月と診断されたが、本人には告知することができなかった。医師にすすめられるまま苦しみを伴う治療を続けたため、大事な時間を家族として過ごせなかった。そんな体験ゆえの選択だったのだろう。

〈只《ただ》一つの　治療ことわり　帰れるに　百日草は　花ざかりなり〉

病院からの帰り道、趣味の短歌に託して自分の気持ちを詠んだ。治療しなければ余命わずかと告げられたが、おばあちゃんの意志は固かった。

諏訪中央病院から車で一時間ほどの高遠《たかとお》で、次女のミエコさん夫妻が、「野良屋」というパンの店を営んでいる。無農薬・無化学肥料の国産小麦や有精卵など、こだわり抜いた材料を使い、十七年以上育て続けている自家製天然酵母で発酵させ、薪を焚いて石窯でパンを焼く。これが、実においしい。人里離れた山奥にあるパン屋なのに、全国から送ってほしいと注文が入る。

がんの告知を受けてから一年三カ月がたったころ、埼玉で長男と暮らしていたトミばあちゃんの病状が、急激に悪化。激しい痛みで何も食べられなくなった。

娘のミエコさんは、痛みだけでもラクにしてあげたいと、諏訪中央病院の緩和ケア病棟をすすめた。そうしてトミばあちゃんは、長年暮らした埼玉を離れ、八ヶ岳の見える病院へとやって来た。二〇〇七年夏の終わりごろだった。

〈子供らの　気づかひ受けて　入院す　良き人々に　有難き日々〉

娘がやさしい。お婿さんがやさしい。孫たちとヒメを連れて、毎日のように病院に顔を出す。埼玉で暮らしている息子さんや娘さんも、交代でよくお見舞いに来る。誰も遠くに入院したことで文句を言わない。おばあちゃんが少しでもいい状態で過ごせることを、第一に考えている。

病室には、絵の得意な孫、モトヤ君とミトちゃんの描いた絵が、どんどん増えていった。おばあちゃんの「飼ってあげな」というひと言で塩田家の一員になった、捨て猫のトラジの絵。ヒメの絵。花の絵。おばあちゃんや家族みんなの似顔絵……。

ヒメの存在もあって、まるで家のような空気が流れている。そう、病室はまるで「峠の我が家」だった。

もう残り三カ月の寿命と思われていたのに、不思議なことが起きた。

薬で痛みをコントロールできたら、食事がとれるようになった。ハロウィンのかぼちゃスープや収穫祭のキノコづくしに、おいしいと歓声を上げた。

〈病院で　南瓜《かぼちゃ》のスープ　はじめてなり　子供らに囲まれ　病《やまい》わすれて〉

冬になり雪が降ると、おばあちゃんのためにミトちゃんが雪を集めカキ氷にした。

家族みんながやさしいのである。

十二月末、急に容態が悪化した。肝性昏睡のため、意識がなくなりかけた。一時は危ないかと思ったが、もち直した。この数カ月のことを、本人はまったく覚えていないという。奇跡の復活をした。

春になると、病院の看護師さんたちとお花見を楽しんだ。そして、また夏を、秋を、二度目のお正月を迎える。

信じられない。何が、彼女を生かしているのか。

〈朝の光　病室のすみまで　さしこみて　生きる力を　われにあたふる〉

冬の朝の長い日差しに眼を細めながら、生きている喜びを歌にした。

「『死んだはずだよ、おトミさん』って歌があるけど、科学と医学の常識を超えてるよ。その調子、その調子」

ぼくがからかいながら励ますと、

「私もそう思います。向こうに行って帰ってきたんでしょうか」

ちゃめっ気たっぷりの笑顔で答える。

後日、ミエコさんから、こんな話を聞いた。入院した年の暮れに容態が悪化したとき、自分の娘さえわからなくなっていたトミさんは、「死にたい」「殺して」と何度も口にしたという。帰りたいと言うので無理をして一時帰宅すると、それまでミエコさんも聞いたことのないような毒のある言葉を吐いたという。

「父は十四人きょうだいの末っ子でしたが、本家を継ぐことになった。〝家〟に嫁ぐという時代でしたから、母はたいへんだったと思います。おかずの魚を買うときも、自分の分は数に入れないのが当たり前。姑が寝たきりになれば一人で介護をした。自分を犠牲にしなければ、周囲から認めてもらえないと思っていたようです。

愚痴や不満は言わない母でしたが、きっと、心のどこかで恨んだり、妬んだりもしたでしょう。時代が変わり、嫁への負担が減ってよかったと思う半面、なんだか自分だけが損をしたような、いらだちや悔しさもあったのかもしれません。そんな思いが、毒の入った言葉になって、こぼれ落ちたんじゃないでしょうか」

いい話だ。まるごと仏様みたいに立派な人なんていない。みんな、まだらな人間だ。いいところもあれば、毒もある。毒をためすぎず、出し切ったのがよかったのかもしれない。病院に戻る車内で、ミエコさんを驚かせる事態が起きた。

「病院まであと少しというところで、車の窓から八ヶ岳を見たら、それまで『苦しい、苦しい』と言っていたのが、急に『うれしい、うれしい』に変わったんです。まるで、精神的な毒が一気に全部消えたみたいに」

その後、どんどん体調もよくなった。

それからのおばあちゃんは、自分で幸せ感をつくっているように見えたという。

「モトヤとミトに、『おばあちゃんは、がんでよかったと思ってるんだ』と幸せそうに話しかけているのを聞いたことがあります。こうなりたいとか、相手にこうなってほしいとか思いすぎると不幸になる。すべてをあるがままに受け入れ、自分や家族が今ここに存在していることを感謝するというのかな。母は、あらゆる人、もの、こと、時を、尊び敬おうとするかのように、変わっていきました。一日一日を充実して過ごすことが、子や孫を思う母にとって唯一できる自分の仕事だと心得たのでしょう。

動けなくても、病室に持ち込まれるものや窓から見えるものから、エネルギーをもらっているようでした。感性も前より豊かになって、お花を持っていくと、『このピンクは、この間のピンクとまた違うね』なんて喜ぶんですよ」

もともと美人だったのかもしれないが、とにかく、いい顔になった。美しくて、かわいくて、やわらかな空気が、彼女のまわりに漂いだした。

がんに負けない性格

神奈川県立がんセンター臨床研究所の研究論文によると、患者の性格によって生存率に大きな影響があるという。たとえば、責任感が強く几帳面で冷静な判断を下せるが自己中心的なタイプは、がんになったとき余命が短い。人に気をつかいすぎて自己主張できないタイプも、がんに弱いという。遊び心に欠けているタイプも、生存率が下がるらしい。また、喜怒哀楽の感情を表に出さない人はがんにかかりやすいと主張する研究者もいる。

では、トミばあちゃんはどうか。彼女は、自分の治療について自分で明確に判断し、選択してきた。でも、自己主張が強いわけではない。

緩和ケア病棟では、毎週、ボランティアがロビーでお茶の時間をつくってくれている。おばあちゃんの出席率はたいへんいい。お茶をいただきながら、地元のお茶菓子をとても喜んで、「おいしい、おいしい」と食べる。一回だけ感情をあらわにし、毒を出し切ってからは、いつもニコニコしている。まわりの人と打ち解け、ニコニコしながらおしゃべりを楽しんでいる。

ボランティアにも、病院のスタッフにも、家族やヒメにも、しょっちゅう「ありがとう、ありがとう」と言う。

ぼくは、このへんがおばあちゃんの強みかなと思って見ていた。自分の気持ちを発散させる短歌という趣味があることも、彼女を強くしている要因だと思う。もちろん、あったかい家族の存在やヒメによるアニマル・セラピー効果も大きいだろう。

トミばあちゃんは、がんに負けていない。あるがままを認め、そんなに自己主張はしないが、自分というものを決して失わない。しっかり自分らしく生き続けている。そして、みんなに感謝している。

悩みや恨みや毒を抱えていた時期もあったけれど、それを乗り越えた。最後の日々を、弁天様のように、たおやかに、おおらかに人と接し、穏やかに幸せに生きた。

二〇〇九年五月十日。昼間は焼きそばを食べるほど元気だったのに、夜の九時ごろになって容態が急変した。ミエコさんたちが駆けつけたときには、もう痛み止めも効かなくなっていた。

苦しい息の下で、おばあちゃんは孫のモトヤ君とミトちゃんに、「ありがとう」を五回言った。ヒメにも声をかけた。それから、ほどなく眠りにつき、午前一時二十分、眠ったまま静かに旅立っていった。

余命三カ月と言われて入院してから一年八カ月。八十二歳だった。


その年の秋、ぼくはヒメに会いたくなって高遠に出かけた。ミエコさん一家は大きく変化していた。

以前、孫のミトちゃんは、まばらにしか学校に行けなかった。おばあちゃんのお見舞いに通い、病室で絵を描いているうちに、ひな祭りや収穫祭など病院の行事があるたびポスター係を頼まれるようになった。ミトちゃんが描いたポスターを、みんながほめた。

評価されれば、誰だってうれしい。自信も育つ。ミトちゃんは、どんどん明るくなった。元気になった。今は、装飾美術の専門学校に入り、絵とデザインの勉強に励んでいる。

「ミトだけでなく私たち家族全体も、当時、あまりいい調子ではなかったんです。でも、おばあちゃんの入院をきっかけに、物事がいい方向に向かっていった。おばあちゃんを助けたというより、おばあちゃんに助けられた。

母も、『どんどんよくなっていくね』と、うれしそうに言っていました。自分はベッドの上だけの生活で、間もなく消えていくけれど、自分が築いた土台のうえでいろんなものが育っていくことに幸せを感じていたんだと思います」

どんな状況のなかでも、自分で幸せ感をつくっていける。人生の最後に、トミばあちゃんは、心豊かに生きるうえで鍵となる〝幸せの空気〟に気づいた。

おばあちゃんから手渡されたその鍵で、ミエコさんも孫のミトちゃんも、これからたくさんの幸せの扉を開けていくに違いない。

5章

空気に染まってみる

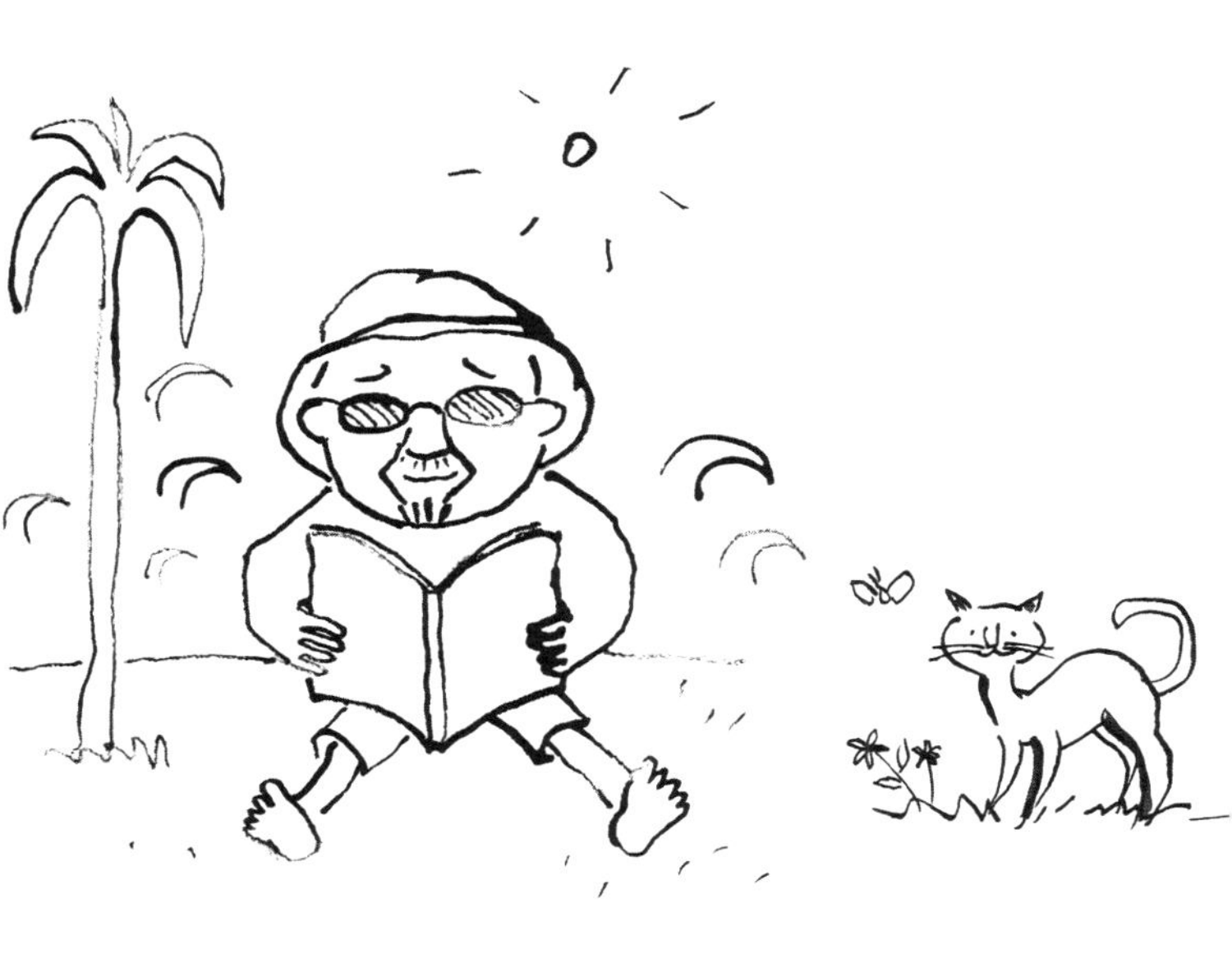

空気に流されたぼくの結婚

社会学者の山田昌弘氏とお会いした。

日本社会の問題点や、親子、夫婦、恋人などの人間関係を、社会学的に読み取っている。成人後も親と同居し生活面で依存している独身者を「パラサイト・シングル」と名づけたり、今の日本を「希望格差社会」と表現したり。流行の言葉をつくり出す、感性の鋭い学者である。

近年、何かと話題の「婚活」というのも、彼の造語である。

山田昌弘は社会学者だから、現象を的確な言葉でとらえた。

ぼくは単なるオジサンなので、好き嫌いからはじめる。

「婚活」。あまり好きな言葉ではない。結婚を条件で考えようとしている感じがする。結婚は、就職活動の「就活」とは違う。燃えるような心に突き動かされるときもある。

なりゆきや勘違いからはじまるときもある。いろいろだ。だから、おもしろい。
でも、そんな甘ったれたことを言ってはいられない時代になっているらしい。
一九七〇年には、三十〜三十四歳までの男性の未婚率は一一・七パーセント、女性が七・二パーセントだった。その後急上昇し、二〇〇五年には、男性四七・一パーセント、女性三二パーセントとなっている。※①
生涯未婚率（五十歳時点で一度も結婚したことのない人の割合）も、男性が一・七から一五・九パーセントに、女性が三・三から七・二パーセントに増えた。※②
〇九年十二月に内閣府が発表した調査でも、「結婚は個人の自由だから、してもしなくてもどちらでもいい」と考える人が、四十代以下では八割を超えることがわかった。※③
いいことか悪いことかは別にして、これが時代の空気なんだ。
そんななか、合コンや見合いなど、結婚を目指して積極的な活動をする人たちが増えてきた。お見合いパーティやらインターネットの婚活サイトやらを手がける企業も多い。出生率を上げようと、自治体も婚活支援をはじめている。
花婿学校なんてものまであると聞いて驚いた。洋服をコーディネートし、ショッピ

※①内閣府「平成21年版少子化社会白書」より
②国立社会保障・人口問題研究所「人口統計資料集2009」より　③内閣府「男女共同参画社会に関する世論調査」より

ングに同行し、会話力アップのレッスンや模擬デートまでしてくれるらしい。花嫁学校があるなら、花婿学校もあって当たり前。でも、なんか引っかかる。企業に踊らされた婚活は不自然だ。

戦前は、結婚といえばお見合いが当たり前だった。六〇年代に、恋愛結婚の数が見合い結婚を上まわり、今では九割が恋愛結婚。〇五年にお見合いで結婚した人は、六・二パーセントにすぎない。※④

時代の風潮といえばそれまでだが、世話好きのオジサンやオバサンが少なくなったこともあるのだろう。みんな、自分のことだけで手いっぱい。人の面倒まで見てはいられない。

三十代から五十代の未婚者にアンケート調査をしたところ、「いい人がいれば結婚したい」「いずれは結婚したい」を含めると、三十代では男女とも七、八割の人が結婚に前向きだという。※⑤しかし、できない。なぜだろう。

今の日本には、仕事や趣味をとおした人と人とのつながりがたっぷりあるように思える。でも、その多くは表面的で、その場限りのものだ。相手を傷つけないよう、相

※④国立社会保障・人口問題研究所「第13回出生動向基本調査」より　⑤明治安田生活福祉研究所「30～50歳代未婚者の生活設計に関する意識調査」結果概要（2007年）より

手から傷つけられないよう、互いに空気を読み合い、浅いところでつき合っている。
そんな人間関係に慣れてしまった者にとって、出会いを大切にし、人生のパートナーにと思うまで育てていくのは、けっこう難しい。地域コミュニティを壊してきたこと、濃い人間関係を厭《いと》うてきたことが、今、ボディブローのように効いている気がする。

女性たちがとらわれている「年収二倍の法則」も、結婚したいのにできない原因の一つだと山田は分析している。

日本では、女性が子供を産み育てながら働き続けるための環境が整っていないため、出産・子育てを機に仕事を辞める人が、まだまだ多い。その際、少なからぬ女性が、生活水準を維持するため、自分の年収の二倍を稼ぐ男性と結婚したいと考えるという。つまり、年収三百万円なら、年収六百万円の男を探すわけだ。

だが、これが問題。山田らの調査によれば、東京に住む独身女性の約四割が年収六百万円以上の男を結婚相手に望んでいる。一方、その条件に該当する二十四〜三十四歳の独身男性は、わずか三・五パーセント。※⑥ 十一倍の倍率だ。

※⑥山田昌宏「若者の将来設計における子育てリスク意識の研究」（厚生労働省科学研究費補助金、平成14〜15年、総合研究報告書）より

もちろん、年収だけでなく、人間的な魅力や容姿も問われる。大勢の女性が数少ない理想の相手を求めるわけだから、厳しい「婚活」を闘わなければならない。勝者はひと握り。条件にこだわっている限り、なかなか結婚できないと山田は言う。

理想なんか横に置いておいて、とにかく好きな人ができたら結婚してしまえばいいのに。

いろんなオジサンやオバサンが「品格」という言葉を使って本を書き、ベストセラーになっているけれど、シャラクセエ。品格という言葉を使う人ほど品格がないような気がする。女性の品格も、男性の品格も、結婚の品格もいらない。もっと自然でいいんじゃないだろうか。

「流された結婚」で、ダメ男カマタが変わった

結婚の話は難しい。どんなことを書いても、半分の人は「ちぇっ、くだらないこと書きやがって」と思う。ぼくは評論家でも社会学者でもないので、客観的な話はここ

まで。ぼく自身の結婚はどうだったのか。

ぼくがサトさんと結婚したのは、二十四歳のとき。学生結婚だった。

ふつうは学生結婚なんていうと、親が反対しそうなものだ。でも逆に、両方の親からすすめられた。

そのころ、ぼくの生活は乱れていた。学生運動をしながら、映画や芝居にのめり込んでいた。女の人にも夢中。このままでは、まともな人生を歩めそうにないと、親は心配したに違いない。結婚すれば、荒れた生活が少しはマシになるのではないかと思ったのだろう。

結婚する環境としては最低である。本人が所帯をもとうという気になっていない。女性が結婚相手に望むような条件は、何一つ満たしていない。まだ学生で、医者になれるかどうかもわからない。親が金持ちというわけでもない。アルバイト以外の収入もない。

あっ、あった。マージャン。異常に強かった。でも、マージャンにハマってるなんて、結婚のプラス条件にはならない。いくら強くても、生活が安定するわけがないのだ。

とにかく、結婚しないよりはしたほうがマシと親に言われ、ぼくは抵抗しなかった。流されたのである。

確かに、サトさんと一緒に生活するようになって、ちょっとはマシになった。ダメ男が少しずつ変わっていった。

自分にも、人にも、レッテルを貼らないほうがいい。人間は変わる動物だ。人と出会い、触れ合うことで、人間は変わっていく。

とくに結婚という空間では、相互作用によって化学反応を起こす。いい方向へも、悪い方向へも変わる。赤の他人だった二人がともに暮らし、誰よりも深くかかわり合いながら子供を産み育てていくのだから、ほかの人間関係以上に、お互いに与える影響は大きいのである。

結婚相手の収入だって、変わるものだ。私がついていれば大丈夫と思っているような、おおらかな奥さんなら、夫の収入も上がるかもしれない。「年収二倍の法則」なんて、シャラクセエ。

ぼくが、生まれ育った東京を離れ、医者不足で困っていた諏訪中央病院に赴任したのは、二十五歳のときだ。最初はいやがっていたサトさんだけれど、どうしても行きたいと言うと、賛成してくれた。

当時、病院の累積赤字は四億円。いつつぶれてもおかしくない状態だった。なんとか病院を立て直そうと、ぼくは必死になって働いた。仕事中毒で、子供たちのことはサトさんにまかせきりだった。いい結婚生活ではなかった。

ほとんど家にいない父親。不満と寂しさでいっぱいの子供たちに、彼女は、「ミノ君がいるから、みんな生活ができるのよ」と言い続けてくれた。年ごろになった娘に「お父さんなんか嫌い！」と言われ、ギクシャクしていた時期には、いつも間に入ってとりなしてくれた。

〇九年の父の日、「ベスト・ファーザー　イエローリボン賞」というのをいただいた。もともとは、ものすごくデキの悪いお父さんだったのに、少しマシになった、と言われた。世の中のお父さんたちに勇気を与える、と言われた。ほめられているのか、けなされているのかわからないような受賞理由だった。

「趣味は鎌田實」と、サトさんはよく言う。サトさんからすると、ぼくは得体の知れない生き物のようだ。いつも、ほかの人と反対の行動をとりたがるカマタミノルという生物を、おもしろがっている。おもしろがらなければ、やってこられなかったのかもしれないけれど。

ぼくたち二人とも、初めは、結婚したいという強い意志なんてなかった。ただなんとなく、なりゆきで流されただけ。それが、今ではお互いになくてはならない存在になっている。そんな結婚があってもいい。

ときには、流れに身をまかせてみるのもおもしろい

「婚活」に話を戻そう。結婚したいけど、できない男たち、女たちはどうしたらいいのか。

山田昌弘はこう言っていた。

「男性に必要なのは、もっと自分を磨くこと。経済力をつけること。コミュニケーシ

ョン能力をつけること」

うーん、女性のニーズに応えるのはたいへんだ。イバラの道だと同情してしまう。

では、女性には何が必要か。

「今の女性たちは、自分磨きはもう充分。むしろ、積極的に外に出ていき、男性に声をかけること」

男たちはプライドが高く、傷つきたくないと思って萎縮している。だから、女性から声をかけるしかないという。

男も女も、たいへんな時代になったものだ。ため息をつきながら気鋭の社会学者の話を聞いていたら、最後に山田の口からこんな言葉がこぼれた。

「結局は、流されてみることが大事なんです」

ドキッとした。いいな、いいな、と思った。こういうの大好き。

そうか。婚活なんて言いだした張本人も、内心じゃあ、結婚活動なんてくだらないと思っているのかもしれない。社会学者だから、好き嫌いなんて、はっきりとは言わないだけ。

結婚なんてものは、しても、しなくてもいい。相手を選ぶときも、その人と結婚するかどうか決めるときも、あまり頭デッカチにならず、計算しすぎたり、将来を予測しすぎたりせず、「なんとなく」でもいいのかもしれない。

流されてみよう、ときには。運命や時代の空気を受け入れて身をまかせてみよう、ときには。

時代の空気に流されない。そう言い切る一方で、ときには流されて、ゆらゆらと生きていくのもけっこういいものだ、と思うぼくがいる。あやふやで、あいまいなカマタミノルがいる。

もちろん、その前提として、自分の核をきちんともっていることが大事だけれど、ときには柔軟に流れに身をまかせてみたり、自ら流れに飛び込んでみたりするのも、おもしろい。自分というものの幅が、ぐんと広がる。

しょせん、人生も結婚も、なるようにしかならないのだから。

オカシナ通訳と、気温五〇度の砂漠の旅

イラク北部のアルビル空港に降り立つと、熱気が肌を切りつけてきた。気温五〇度。日差しは凶暴。肌を刺すような暑さ、とよく言うけれど、そんなもんじゃない。錆びたノコギリかなんかでガリガリやられているような、すさまじい暑さだ。

ぼくが代表を務めるNGO「日本イラク医療支援ネットワーク」（JIM-NET）では、イラクにある四つの小児病院に毎月四百万円分の薬を送っている。医師団を派遣し、医療機器も送ってきた。援助総額は、五年間で二億四千万円になった。

アメリカ軍が大量の劣化ウラン弾を使用した湾岸戦争以降、イラクでは白血病やがんになる子供が増えている。戦争の犠牲になった小さな命を救いたい、イラクの人々が自分たちの手できちんとした治療ができる体制をつくれるようにしたい。そう思って支援活動をはじめ、六年目に入った。イラク国内の新たな拠点づくりのため、二〇

〇九年十一月から四カ月間、日本人の医師、看護師、事務スタッフ3名をアルビルに派遣した。

ぼく自身も、毎年イラクまで子供たちの診察に行く。とはいえ、これまでは治安の問題から、国境周辺の難民キャンプを訪れるのがせいいっぱいだった。二〇〇九年八月、初めてイラク内部にまで足を踏み入れることができた。

アルビルで、JIM－NET現地スタッフのイブラヒムが迎えてくれた。数学の教師だった彼は、クウェートにほど近いイラク南部の都市、バスラの出身だ。バスラ産科小児科病院の一室を借りて院内学級を開き、入院中の子供たちに勉強を教えている。テロや銃撃戦が絶えないイラク国内で、各地の病院に薬を運ぶ危険な仕事も買って出てくれている。

久しぶりの再会を喜び、レストランで食事をしていたら、急に電気が消えた。一、二分で復旧したが、二十分もするとまた真っ暗になってしまう。

「アルビルは快適ですよ。バスラでは、一時間電気がついて、六時間停電します」

ロウソクを灯した薄暗いレストランの中で、イブラヒムは笑った。

今回の旅の前半は、北イラクにある病院や難民キャンプを訪ね歩く計画だった。イブラヒムも同行し、通訳を務めてくれる。相手が話すアラビア語やクルド語を、彼が英語にし、それをまた別の人間が日本語に訳すのだ。

イブラヒムは一度、日本に来たことがある。一カ月滞在し、イラクの子供たちのため寄付金集めをする間に、日本語もかなり覚えた。「アリガトウ」「ヤサシイ」は、もう口癖だ。ときどき、オカシナ日本語を交えては、ぼくたちを笑わせてくれる。

ぼくは、イブラヒムを優秀な通訳だと思っている。ただし、彼には、通訳として致命的な欠点が一つあった。

民間人が虐殺された「イラクのヒロシマ」

イラクに入って三日目、クルド人自治区にあるハラブジャ市を訪れたときのことだ。この街は、イラン・イラク戦争の最中に見舞われた悲劇ゆえ、「イラクのヒロシマ」と呼ばれている。

一九八八年三月十六日、独立を目指すクルド人を抑える作戦の一環として、イラク軍がマスタードガスなどの化学兵器を市内に投下。約五千人が命を失い、一万人が負傷したという。街の若い男たちは山にこもって戦っていたため難を逃れ、女性と子供とお年寄りが毒ガスの犠牲になったという。

サダム・フセインは処刑されるまで、ハラブジャ市民を殺したのはイランの化学兵器だと主張しつづけた。西側のジャーナリストにも、イラン犯人説を唱える者が少なからずいる。しかし、真相ははっきりしている。フセインの命令だった。この街で、大勢の民間人が虐殺された。二十年が過ぎた今も、毒ガスの後遺症に苦しむ人たちがいる。新たに生まれる子供にも異常が出ている。

イランで起きたイスラム革命が周辺諸国に広がるのを阻む盾として、当時、欧米諸国はフセイン政権を支援し、武器や化学兵器の原料を売っていた。そのため、ハラブジャの悲劇は黙殺され、国連も動かなかった……。

ハラブジャ市で、ぼくたちは市長を表敬訪問した。カリーム市長は、ヒロシマ、ナガサキ、ハラブジャというつながりを考え、平和を訴える世界各国の市長たちと手を携えて、戦争のない世界をつくろうとしていた。八月九日の原爆記念日に合わせて長崎で開かれた「平和市長会議総会」に出席し、戻ってきたばかりだった。

毎日のように、どこかでテロや銃撃戦が起きているイラクのなかで、ハラブジャは現在、格段に治安がいい。

「市民たち自らが、テロを入り込ませない、平和にしようという気持ちをもっている。それが一番大事だと思います」

市長は、そう断言した。

多忙だと聞いていたので、挨拶だけで帰るつもりでいたが、市長から「もっと話がしたい」と昼食に招待された。JIM－NETの活動内容を聞いて、興味をもってくれたらしい。

しめた、と思った。みんな腹ぺこだったし、なにしろ貧乏旅行中。久々に、ごちそうにありつける。

市庁舎を出ると、車は郊外へと向かった。大きな庭園が見える。おっ、これは安食堂じゃないぞ。期待が高まる。ぼくって本当に、いやしくて、ドジなのです。

だが、そこは、毒ガスで虐殺された市民が眠る墓地だった。カリーム市長と一緒に、厳粛な気持ちで祈りを捧げた。

さあ、これからだ。いよいよ昼食会だ。市長が招待してくれるのだから、きっと有名なレストランだろう。妄想が膨らんだ。空腹はピークに達していた。

……と、そのとき、なぜか市長が握手を求めてきた。そして別れの言葉を告げ、去っていく。あれ？　昼食は？　一同、アゼンボーゼンである。

通訳をしていたイブラヒムに、ことの次第をたずねた。すると、市長が昼食に招待してくれたレストランの名を聞いて、「食事をする時間がない」と断ったという。

イブラヒムは、ぼくらを案内するため、佐藤ＪＩＭ－ＮＥＴ事務局長とヨルダン事務局の加藤青年と三人で、事前にハラブジャを訪れている。そのときレストランで食事をしたら、イブラヒムだけが下痢をしてしまった。市長が招待してくれようとしていたのは、まさしくそのレストランだったのである。

「だから、機転をきかせて断った」

悪びれもせず、というより、ほめてくれと言わんばかりに堂々とそう答えた。

笑ってしまった。思い込みの激しいイブラヒムらしい。

ぼくは市長と食事をしながら、平和についてもう少し話をしたいと思っていた。だから、食事会のキャンセルは残念だったが、ぼくたちの体を心配してくれたイブラヒムの気持ちもよくわかる。

ともあれ、ぼくらは、なかなか厄介な通訳をもってしまったのである。

空気が読めない通訳

そんな通訳の先導で、次に向かったのはスレイマニア近郊のバリカ難民キャンプ。イラン系クルド人が国内難民化し、キャンプ生活を続けている場所だ。

腎臓移植を必要としている青年と出会った。腎不全だけでなく、拡張型心筋症と、うつ病にも苦しんでいた。難しい症例である。

UNHCR（国連難民高等弁務官事務所）から、彼の腎臓移植手術費用の半分をJIM－NETで負担してほしいと要請があった。ぼくは、まず彼自身がどうしたいのか、じっくり聞いてみようと思った。

週三回、人工透析を受けるため、難民キャンプから医療施設まで通っているが、体力的にきついという。うつ症状が強く、精神的にも追いつめられていた。自殺しかけてはやめる、そんなことを繰り返しているという。

臓器移植を受けて生きたい、費用を出してもらえるのはありがたい、でも……。青年は迷っていた。イラク国内で移植手術を受けて、うまくいかなかった人の話を聞いた。外国で手術できるならいいが、イラクでは不安だという。

腎臓を誰から提供してもらうかについても、悩んでいた。友人が、八千ドル出せば提供してもいいと言っている。兄弟も、おれの腎臓を使えと言ってくれている。

移植後の拒絶反応のことを考えれば兄弟のほうがいいし、臓器売買は問題だと話すと、それはわかっているという。わかっていながら、それでも家族からの移植でダメだった例を引き合いに出し、揺れ動いていた。

青年は、さらに難しい問題を抱えていた。拡張型心筋症で心臓のポンプ機能が衰えているから、とても危険な手術になる。手術が成功したとしても、拒絶反応を減らすための免疫抑制剤が、うつ病を悪化させる可能性がある。言葉の通じない外国での治療も、うつ病を悪化させかねない。

そういったことを細かく説明したうえで、ぼくはこう伝えた。

「外国での移植も、他人にお金を払っての移植も認めません。それでも、あなたが生きたいと思うなら、ぼくたちは協力します。国内での手術を受けるかどうか、選ぶのはあなただ」

彼は、黙って聞いていた。生きたいという思いはある。でも、すぐには決心がつかない様子だった。

彼とぼくとのやりとりを、イブラヒムはずっと通訳してくれていた。

そのうち、ぼくの話を訳しているはずのイブラヒムのアラビア語が、次第に長くなっていることに気づいた。話し方が熱を帯びていく。拳を握り、涙まじりになってきた。どうやら、自分自身の話も交えて語っているらしい。

悪いけど、吹き出しそうになった。こんな通訳、見たことない。

イブラヒムの人生については、『なげださない』（集英社）という本で書いた。だから、ここでは詳述しないが、戦争に翻弄され、辛酸をなめつくしてきた。双子を出産したばかりの奥さんを、白血病で亡くしている。喪失感からうつ病になり、生きる気力を失っていたこともある。そこから、彼は立ち上がった。

「つらい人生でも、前を向いて生きなくちゃいけない」

通訳という立場を超え、イブラヒムは青年にそんなことを訴えているようだった。困った通訳だ。ついつい同情してしまうのだ。

アラブには、心の熱い人が多い。イブラヒムはその典型だ。人生の荒波に流されそうな青年に、かつての自分を重ね、ほうっておけなくなったのだろう。

そんなオカシナ通訳と、セ氏五〇度の北イラクを走りまわり、あっという間に五日間が過ぎた。

アルビルでの最後の晩餐。イブラヒムが隣の席にやって来た。ぼくは、彼にもわかる日本語と片言の英語をちゃんぽんにして話しかけた。

「イブラヒム・イズ・ヤサシイ。トゥデイ・イズ・ラスト・ナイト。トゥモロー・サヨナラ。アイ・アム・ベリー・カナシイ」

するとイブラヒムがこう返した。

「アイ・アム・ナマラ・ウレシイ」

ん、ナマラ？　アラビア語かと思ったら、「とても」という意味の北海道の方言だった。いったい、どこで、いつの間に覚えたんだろう。不思議な男である。

しかも、本当はサビシイとかカナシイと言うつもりだったのに、間違えてウレシイと言ってしまったらしい。日本のみんなと別れるのが、とてもうれしいことになってしまった。みんな腹を抱えて大笑いである。言葉はメチャクチャでも、彼の気持ちはちゃんとみんなに通じていた。

イブラヒムは、まじめで、熱いハートをもつ男だ。いつも、その場の空気を瞬時に読み取り、明るい空気に変えようとする。楽しい空気をつくり出そうとする。

難民キャンプで過酷なスケジュールと暑さに疲れ切っていると、かつて坂本九が歌いウルフルズのカヴァーでまた大ヒットした、あの歌を歌いはじめた。

アッシータガアルーサ、アッスガアルッ……。ちょっと調子っぱずれの歌声に、いつの間にか、みんなも声を合わせている。笑顔が戻ってくる。

通訳の立場を忘れて、自分の体験を熱く語ってしまうのも、つらい思いをしている同胞たちをほうっておけないからだ。彼自身が、悲しみの当事者だからだ。

テロが多発する死と隣り合わせの街には、悲しみや憎しみやあきらめが入り交じった空気が流れている。その流れに、人はともすれば巻き込まれ、押し流されてしまいがちだ。そして、新たな悲しみや憎しみを生み出してしまう。

イブラヒムは、そんな悪い空気の流れを変え、憎しみと悲しみの連鎖を断ち切っていく。

大きな悲しみをかかえながら、前を向いて生きることで。

自分の悲しみを横に置いて、隣にいる人の痛みに寄り添い、励まし続けることで。

そんなイブラヒムがつくり出す明るく楽しい空気の色に、まわりにいる者たちも自分を染めてみたくなる。

オカシナ日本語を使い、ときどき突っ走ってしまうイブラヒム・ムハンマド。

なんとも厄介だが、あたたかで頼りになる通訳なのである。

サボテンからマシュマロへ

毎春、諏訪中央病院看護専門学校から、たくさんの卵がかえり巣立っていく。二〇〇九年の卒業生のなかに、張麗麗《ジェン・リーリー》という中国人留学生がいた。背の高い、元気で活発な女の子である。

麗麗は、北京からほど近い小さな町で生まれ育った。彼女が中学生のとき、父親が脳出血で倒れた。障害が残って働けなくなった。専業主婦だった母親が親戚の会社で働きはじめたけれど、仕事をもらえないときもある。暮らしはラクではなかった。

成績優秀な彼女に、高校の教師は大学進学をすすめた。見事、志望校に合格したが、合格通知を前に彼女は悩んだ。親戚にお金を借りれば、大学に行けるかもしれない。でも、そうしたら両親が今より大変になる。弟や妹の将来も犠牲にしてしまう……。

ひと晩悩んで、大学はあきらめた。ただ、自分の未来まであきらめたくはない。家族に負担をかけずに未来を拓《ひら》いていく道があるはずだ。そういう道を探そうと思った。

そんな麗麗に、チャンスが訪れた。日本で看護師になるなら、松本にある民間病院が看護学校の学費と三年間の生活費を出してくれるという。代わりに卒業したら五年間、松本で働かなければならないが、その制度を利用すれば、お金がなくても勉強できる。資格が取れる。父さん母さんをラクにしてあげられる。

日本に行くと決めたとき、親戚じゅうから大反対された。日本はひどい国だ。日本人は昔、たくさんの中国人を殺し、苦しめた。そんな国になぜ行くんだ。日本に行ったら、おまえもきっとつらい目にあう……。代わる代わる家に来ては、彼女を説き伏せようとした。

行くなら絶縁するとまで言われたけれど、麗麗は自分の意志を貫いた。

「私は勉強したかったんです。おじさんやおばさんたちの言うとおり、日本がひどい国だとしても、どうしても勉強したかった。勉強はつらいけど、私たち家族の環境を変え、未来への可能性をつなげるたった一つの武器だから。

それに、誰がなんと言おうと、本当のことは自分の目で見なければわからない。日本がどんな国なのか、いい国なのか悪い国なのか、そこで暮らして私自身で確かめたいと思いました」

両親は反対しなかった。本当はやめろと言いたかったのかもしれないけれど、家族思いの長女が勉強を続けるには、それしかないとわかっていたのだろう。

この国の空気に染まる

そうして麗麗は日本にやって来た。諏訪中央病院看護専門学校に合格した。専門学校にしては倍率が高く、入学するのが難しい学校なのである。

ぼくはこの学校で、保健医療論と看護哲学の授業を約六十時間、三年の間に行っている。哲学の授業をとおして看護学生たちのなかに、見えないものを見る力、相手の気持ちを想像し思いやる力を育てたいと考えている。

麗麗が入学した年、保健医療論の授業で、戦争中に日本が中国にしたことを説明した。そして、二度とそういうことがないようにしたい、日本と中国がどうすればもっと仲よくできるか、みんなも考えてほしいと、一年生全員に向かい語りかけた。

「正直、日本に来るまでずっと不安でした。でも、先生の話を聞いて私、なんだか安心しました」

授業のあと、小走りで駆け寄ってきた麗麗が、そう告げたときのニコニコ顔を、今もはっきりと覚えている。

翌々年の春、張麗麗は、在校生代表として、卒業式で感動的な送辞を述べた。ちょっと長い。日本語がおかしなところもある。でも、これが実にいいのだ。


新入生として、期待と不安が入り交じって緊張していた私たちに、心の冬を去らせ、きれいな桜を咲かせてくれたのは、あなたがたでした。まるで、夏のヒマワリのような明るい笑顔、秋空のように澄みきっている瞳。大きく元気な声でユーモアのある自己紹介をしてくれたとき、私たちは本当の春の暖かさを感じました。明日の希望が見えました。初日なのに、とても楽しい思いをしました。

ここ諏訪中央病院看護専門学校は、私たちを包み込むあたたかい「家」です。あなたがた先輩は、いつも笑顔で私たちにやさしかったです。私たちが文化祭をするかどうか迷っているとき、先輩が涙を流しながら私たちを説得した。勉強が忙しいからといって文化祭をやめてはダメ。

あなたがたが、この「家」をどれほど愛しているのか実感しました。文化祭当日、ずっと支えてくれたあなたがたは、また応援に来てくれました。相変わらず高いテンションで、校内文化祭を盛り上げてくれました。

あの日、私たちは泣きました。初めて、みんなで一緒にがんばってきたことに、楽しさと感動を味わいました。初めて、この「家」を守っている喜びを覚えました。うれしくて泣きました。

ありがとう先輩。今日で、あなたがたは卒業になります。

きっと悩むだろう。きっと寂しい思いをするだろう。

苦悩、孤独、失敗に出会うとき、いつでも帰って来い。

この「家」は、いつでもあたたかく抱きしめてくれるから。

卒業生たちが泣きだした。引きずられるように、親御さんたちも、在校生たちも、教師たちも、あふれる涙を止められなくなった。

でも、一番泣いたのはぼくだったかもしれない。たった一人で中国からやって来た、ほとんど日本語も話せない少女が、必死に勉強している姿がいじらしかった。境遇に負けず、環境に負けず、見事にそれをはね返した。人間的にも大きく成長している。

この学校のことを「家」と言ってくれたのが、うれしかった。「失敗したら、いつでも帰って来い」。あったかい言葉だ。心が揺さぶられた。みんなの母校なんだ。母なる学舎《まなびや》。

一九九三年に定時制からスタートし、全日制の看護専門学校になって七年。ずっと学校長を務めてきた。お母さんがもっているような空気の漂っている学校をつくりたかった。

やっと、みんなの「母校」ができたと、麗麗の送辞に涙しながら思った。そろそろぼくの卒業も近いと思った。

一年後、ぼくは学校長を辞めた。でも、看護哲学の授業は、今も続けている。

お互いに染め合って人は成長する

張麗麗が三年生のとき、哲学の授業で、みんなに自己分析をしてもらった。その日、彼女は初めて、自分の生い立ちと、親戚じゅうの反対を押し切って来日した経緯をクラスメートに明かした。そして、こう続けた。

「入学した当初、私は自分の意見をはっきり言わない同級生たちに不満をもっていました。でも徐々に、このクラスの人たちのやさしさが見えてきた。今は、家族のように大事な存在です。四川で大地震が起きたときも、仲間がすぐに募金活動をして応援してくれました。

日本に来て本当によかった。自分の目で見た日本はやさしい国でした。日本人はあったかかった。おかげで、自分のことしか考えられなかった私も、ずいぶん変わったと思います。ただ強いだけの人間じゃなく、人のことを思いやれるようになった」

麗麗は日本の空気のいいところで、自分を染め変えたのだ。

変わったのは麗麗だけではない。彼女と触れ合うことで、クラスのみんなも豊かに成長していった。日本で麗麗が「家族」と思えるほどの友を得たことを知れば、ずっと日本を恨み憎んでいた故郷の人々の心も変わるだろう。きっと変わっていくと、ぼくは信じている。

お互いが理解し合いながら、染めたり、染まったりすればいいのだ。そうして染め合ってこそ、人は美しく色づき熟していくのだと思う。

日本という国を自分の目で見て判断したい、石にかじりついてでも勉強したいと来日した張麗麗。一人の少女の強い想いが、中国と日本との間に、ちっぽけだけれど決して壊れない橋を架けはじめている。

時代とともに、日本も中国も少しずつ変化していく。雪どけが近いかと思うと、またちょっとしたことで遠のいてしまう。でも、基本的に同じ人間。絶対に理解し合えると、ぼくは確信した。

〇九年三月六日、諏訪中央病院看護専門学校の第十四回卒業式が行われた。この日、ぼくは二人の学生に学校長賞を贈った。一人は、子供二人を育てながら三年間勉強を続けたお母さん看護師の卵。もう一人は、カタカナが苦手と言いながら誰よりも熱心に勉強し、クラスで一番の成績で卒業を迎えた張麗麗。

卒業式の数日前、六、七人の卒業生を昼食に招いた。学校長式辞のなかに、彼女たちが三年間に流した涙と汗、失敗と成功のエピソードを交えて語ってあげたいと思ってのことだ。これは、ぼくが毎年していること。形式的な「贈る言葉」は嫌い。生き方も使う言葉も、スクエアな枠にはめられたくない。学生たちにも、そうあってほしいと願ってきた。

麗麗は、そんなぼくの期待に応え、あの哲学の授業のとき以上にすてきな言葉で、自分を表現した。

「日本に来たころの私はサボテンでした。針がいっぱい生えていて、人を傷つけていたかもしれない。日本で仲間たちに出会って、今ではサボテンからマシュマロになりました」

この学校に入って本当によかったと微笑んだ彼女の笑顔が、クシャッと崩れた。

「でも、一つだけ心残りがあります。お父さんとお母さんのことが心配……」

しばらく日本の病院で働いて、給料の一部を送ってあげるといいねとぼくが言うと、大きく横に首を振った。

「それは違います。それじゃ親孝行にならない。お金ではないんです」

涙があふれ、ポロポロッと頬を伝う……と、隣にいた同級生がすぐにハンカチを差し出した。そのハンカチで目頭を押さえながら、麗麗は声を絞り出した。

「早く父や母に恩返しをしたい。支えてあげたい」


信州の山々が赤や黄に染まりはじめた十月半ば、松本の病院の整形外科病棟で働いている麗麗に電話をかけた。元気かいと聞くと、元気です。はずんだ声が返ってきた。会おうか。会いたいです。じゃあ、ご飯ごちそうしてあげる、何が食べたい？

お鮨が好きだと言うので、蓼科にある鮨屋「みつ山」に行った。山のなかなのに、どうしてこんなに魚がうまいのか不思議に思うくらいおいしい店だ。

ウニを食べた。口に入れたとたん、「うわぁ、ダメだぁ」と麗麗。マグロなら大丈夫と思った。「キャー、ダメダメ」。アジ、どうしようかと、ぼくは心配する。「食べてみたい。勉強です」。こわごわ食べた。「うんとダメではないけど、少しダメ」。回らない鮨屋は初めてだったらしい。

表現がストレートでおもしろい。へんに遠慮したり、変化球を投げたりしない。直球勝負なのだ。

結局、彼女がニコニコして食べられたのは、ボイルしたエビと海苔巻きだけ。でも、店のおばあちゃんが漬けた梅漬けでつくった梅じそ巻きを、おいしいおいしいと大喜びで食べ、顔を輝かせながら近況報告をしてくれた。

いつも明るく率直な麗麗は、入院している高齢者のアイドルになっているらしい。おじいちゃん、おばあちゃんたちに「ライライちゃん」とか「レイレイちゃん」と呼ばれ、かわいがってもらっているという。

「張を訓読みして、『ハリちゃん、ハリちゃん』って呼ぶ人もいるんですよ。そういえば、学校ではずっと『チョウさん』だったのに、卒業式のとき、鎌田先生が中国語の正しい発音でジェン・リーリーと言って卒業証書を渡してくれたでしょ。あれ、うれしかったなあ。

とにかく、毎日忙しくてたいへんだけれど、ジェン・リーリーは楽しく元気に明るくやっています。ご安心ください」

弟が奨学金をもらって、シンガポールの大学に行くことが決まったという。妹は故郷に残り、両親の面倒を見ると言ってくれているが、妹にも未来をあげたい。できれば自分が保証人になって日本に呼び、一緒にアパートで暮らして松本の大学に行かせてやりたい。信州大学に合格して、将来は学校の先生になってくれたらうれしい。姉の勝手な思いだけど……と笑う。

故郷を遠く離れ一人で生きているけれど、いつも彼女のまわりには、互いを大切に思い合っている家族のあたたかな空気が漂っている。

「先生、今度は私がごちそうします。回る鮨屋で」

「うれしいな」

「先生、授業で外国の話、いっぱいしてくれたけど、中国の話が出てきません。中国へ一回、行きましょう。みんなに中国の話もしてください。ジェン・リーリーがゴアンナイシマス」

「そりゃ最高、最高」

鮨屋のカウンターにも、あったかな空気があふれた。

家族思いで、がんばり屋で、芯が強くて、マシュマロのようなやわらかさも身につけた張麗麗。松本の病院で、これから彼女はどんな成長をとげるだろう。仕事仲間や患者さんたちに、どんな変化をもたらすのだろう。それを考えるたび、ぼくの頬は思わずゆるんでしまうのである。

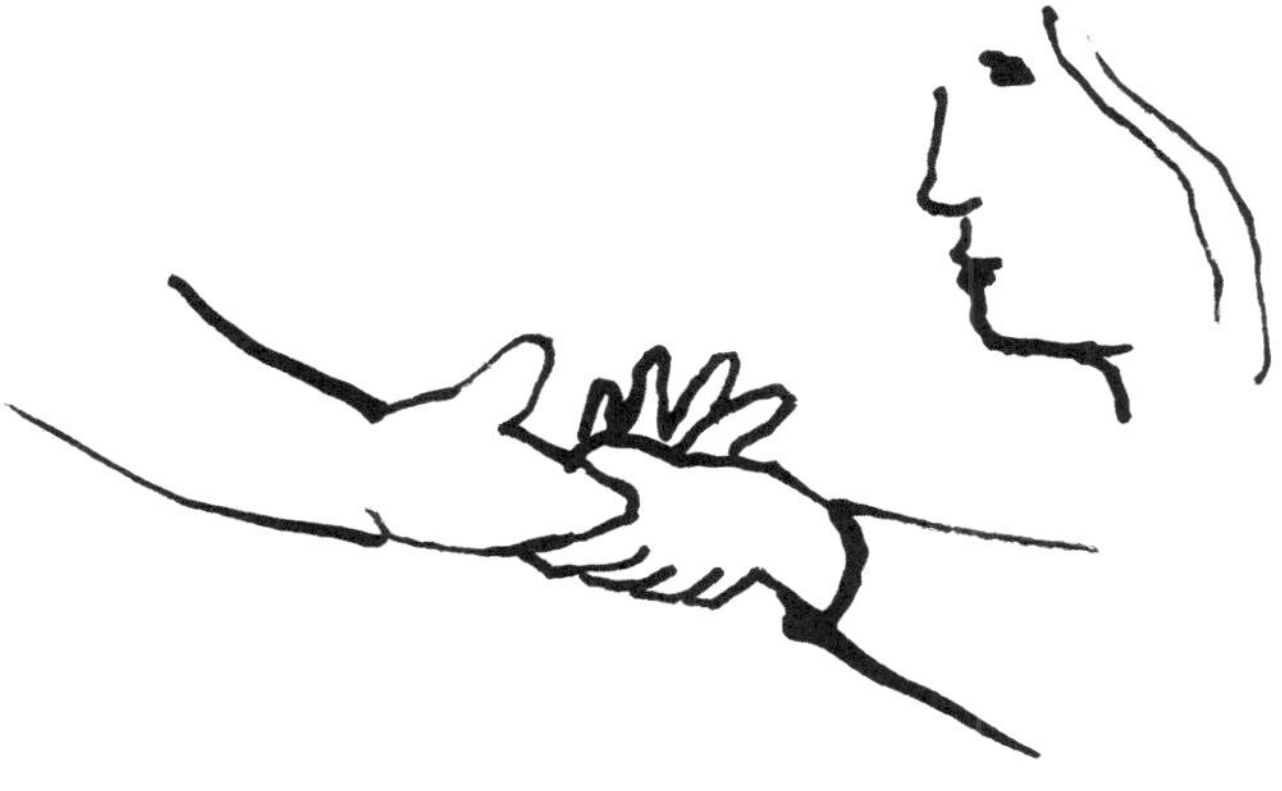

あったか空気感染

東京のある大学病院に入院している女性から、電話がかかってきた。

がん末期、六十歳。ＮＨＫラジオ『鎌田實　いのちの対話』を聴いて、諏訪中央病院の緩和ケア病棟のことを知り、そんな医療もあるのかと驚いたという。

「大学病院では、もうやることがない。やれるだけのことはすべてやりました」

主治医からそう告げられたとき、暗にほかの病院を探すようにと言われている気がしたという。

信州には友達も知人もいないが、どうしても行きたくなった。夫も娘たちも賛成してくれた。転院させてほしい。荒い息とともに、その女性――Ｓさんの想いが痛いほど伝わってきたと、電話を受けたスタッフから報告があった。

転院の希望者は多い。『がんばらない』や『あきらめない』（ともに集英社）を書いてから、ますます増えた。でも、ベッドに空きがあっても、簡単には受け入れないようにしている。

自分の住んでいる地域で治療を受けるのが、やっぱりいいのである。たとえ死を覚悟した緩和ケアだとしても、いや、むしろ命の最後のケアだからこそ、自宅からあまり遠くない場所で受けることが大事なのだと、ぼくは思う。

友達がときどき顔を出してくれる。親戚が声をかけてくれる。見慣れた景色がある。長い間、そこで生活するうちに、体と心になじんだ空気がある。なじみの人や景色や空気に囲まれて過ごすことが、病気のときにはとても大切なのだ。家族も疲れないですむ。

だから、転院希望の電話をいただくと、病診連携室のスタッフが、できるだけ地元で治療を継続するようにお話ししている。

何度も説明したあと、それでも転院したいという場合は、受け入れるようにしている。諏訪中央病院は地域の基幹病院。地元の人に迷惑をかけない範囲で、病室の都合がつくときだけ引き受けている。

Sさんは、どうしても来たいという想いを翻さなかった。幸い、緩和ケア病棟に余裕があり、その願いに応じてあげることができた。

転院してきたばかりのころ、死が目前に迫っているような空気がSさんのまわりに渦巻いていた。体調は思わしくない。気分的にも、うつむいていて元気がない。

しかし、八ヶ岳の空気が合ったのか、徐々に元気を取り戻していく。食べられるようになった。明るくなった。空気がおいしい、外に出たいと言いだした。

グリーンボランティアがつくってくれているハーブガーデンでは、ちょうど美しい花が咲きはじめていた。風に揺れる紫のラベンダー、白と黄のかれんなカモミール、ピンク色のマロウ……。さわやかな香りが空気のなかに溶け込んでいて、思わず深呼吸したくなる。

庭に出るようになると、Sさんはますます元気を取り戻していった。

誰かの役に立つ喜び

諏訪中央病院には、全国から医学生が集まってくる。研修だけでなく、見学の申し込みも絶えない。

この数年で、医療界の空気も変わった。数は多くないが、地域医療や総合医療に興味をもつ若者が増えはじめている。

若い研修医や医学生が多いことに気づいたSさんから、ある日、申し出があった。

死んでいくことがわかっている人間が、どんなことを考えているか話してあげてもいい。もうじき死ぬのが明らかな人間が、どんな医療を望んでいるのか、話してみたい。東京の大学病院で受けた医療と、諏訪中央病院で受けている医療がどう違うのか、話してもいい。

うれしかった。

多くの研修医や医学生たちがターミナルケアの現場を見たいと思い、わざわざ諏訪中央病院に来ていることはわかっている。しかし、短期の研修ぐらいでは、緩和ケア病棟の患者さんと接する機会をつくってあげるのは難しい。

患者さんに残された時間は短い。その限られた時間を、悔いのないようていねいに生きってもらうためには、ご迷惑になることは避けたい。そう思って、いつも遠慮していたのである。

だから、こういう申し出があると、とてもうれしい。お言葉に甘えて、医学生と会ってもらうことにした。

毎週、医学生が交代でやって来る。そのたびに、彼女は学生たちと話してくれた。なかにはSさんの許可をもらい、研修を終えたあと、またあらためて話を聞きに来る者も出てきた。

ていねいに、ていねいに、彼女は学生たちに接してくれた。おそらく、こう考えたのだろう。医学生や研修医たちに患者の気持ちを伝えることによって、日本の医療が少しだけやさしくなるかもしれない――と。ボランティア精神で、残された貴重な時間をくださったのだ。

がんの進行度合いを示すデータは、どんどん悪化していった。にもかかわらず、Sさんは元気でいきいきとしてきた。もともと美人だったけれど、さらに美しく輝きだした。

一枚の写真が残っている。医学生たちに囲まれて、死が目前に迫っているとは思えないほど美しく輝いているSさんの写真だ。

ぼくは、ハッと気づいた。医学生たちのため、日本の医療のためにと思ってはじめたことが、彼女自身のプラスになっている。Sさんもまた、若い医師の卵たちから何か力をもらっていたのである。

命のこと、人間はいつか死ぬということを話しながら、彼女は自分が存在している意味に気がついたのではないだろうか。自分も誰かの役に立っていることに気づき、そこに喜びを見いだした。それが生きる力に変わっていったのだと思う。

残された時間を医学生たちのために費やしているうちに、Sさんの心は元気になっていった。彼女が明るくなり、家族はホッとした。家族も明るくなった。

あったかさは感染する

夏休みを利用して、東京から娘や孫がやって来た。来週はお盆。家族みんなで最後のお盆の夜を、雑魚寝《ざこね》でもいいから温泉で過ごしたいと、Sさんが口にした。

諏訪中央病院のある茅野市は、蓼科高原や白樺湖という避暑地に近い。とはいえ、お盆の時期は、旅館もホテルも超満員。一年前でなければ、予約は難しい。

でも、彼女は前向きだった。私がみんなのお金を出すから、夫と子供と孫たち全員で、どうしても温泉ホテルに泊まりたいと言う。

緩和ケア病棟が大騒ぎになった。そこらじゅうのホテルに、看護師長が電話をかけた。もちろん空いていない。

こんなときは必ず、ぼくにお鉢がまわってくる。Sさんたち家族がいい時間をつくれるよう、なんとしてもホテルをとれ。師長がプレッシャーをかける。

心当たりのホテル何軒かに電話した。やっぱりダメ。看護師たちから、「『あきらめない』なんて本を書いてるんだから、あきらめないで」とツッコまれる。

じゃあ、もう一軒。イチかバチかだ。蓼科で一、二を争う有名なホテルに電話をしてみた。申し訳ないが満室だと、おかみは言う。ダメだろうと覚悟はしていたが、事情を説明する。おかみの心が揺れた。ちょっと時間をくれと言う。

しばらくすると、おかみから電話がかかってきた。ご家族で二部屋とっている、ほかのお客様に事情を説明した。連泊の方で、一泊だけならひと部屋お譲りしてもいいと言ってくださった――。

ああ、あったかさがつながった。つながりからつながりへ、また延びた。

もうこのころ、Sさんは食事がのどを通らなくなっていた。どのような食事を出せばいいのかも、おかみをとおしてシェフに伝えられた。

お盆のど真ん中、家族そろって奥蓼科の温泉ホテルで、ひと晩、幸せな時間を過ごした。おかみから詳しく話を聞いていたシェフが腕をふるった料理に、家族一同、大満足。食べられないSさんのためにも、おいしくて滋養のあるスープなど、心づくしの品々が用意されていた。

もちろん、おかみは部屋を譲ってくれた一家にも大ごちそうをしたという。

あったかさはあったかさの連鎖を生む。Sさんは、見知らぬ医学生のために、自分の大切な時間を提供してくれた。すると、まわりも彼女にあたたかくするようになった。彼女から最後の命の講義を受けた学生たちも、きっとあたたかな医者になっていくだろう。

誰かのために、今の自分にできることをする。どんなささやかなことでもいいから、何かをしてみる。あたたかく生きようとすることが大切なんだ。

患者は、支えられるだけの存在ではない。ときには、死を目前にした患者さんが、医師や看護師を支えてくれることもある。支えられたり、支えたり。医療のおもしろさは、このダイナミズムにある。

一方向ではなく双方向の、教えたり、教えられたり、支えたり、支えられたり。ここに、医療崩壊を食い止めるための、医療を再生していくための一つの鍵があるような気がする。

いや、医療だけではないだろう。ぼくたち一人ひとりが、自分のちっぽけさや弱さを認め、同時に、自分が秘めている力と強さに気づいて、周囲の人たちと支え合い、教え合う。自分をあたたか色に染めて、そのあったかさを次々につなげていく。それができれば、日本という国も再生していくのではないだろうか。

あったかさは空気感染する。あったかさの感染力は強い。新型インフルエンザもたまには空気感染をするが、ほとんどは飛沫感染である。あったかさは、新型インフルエンザのウイルスより強力で、ずっと早く、広範囲に広がる。

しかも、人間を病気にするタチの悪いウイルスたちと違って、「あったか」ウイルスには免疫システムが作動しない。抗体ができない。むしろ、一度感染すると、人のあたたかさに敏感になる。小さなあたたかさもすかさずキャッチして、感動できるようになるのだ。

病気のウイルスは、熱に弱い。だから最近は、解熱剤をできるだけ使わなくなった。体をあったかくしていると、病気のウイルスに感染しにくくなる。感染しても、繁殖しにくい。

心をあったかくして、いい人間関係を築いていけば、ストレスが減り、体の免疫力も上がる。心と体はつながっているのだ。

あったかくしよう。心も、体も。そうすれば、インフルエンザ・ウイルスにだって、そう簡単に負けやしない。

あたたかさに出会うたび、ぼくらはうれしくなる。元気になる。

ほかの誰かを、うれしい気持ちにさせたくなる。元気にしてあげたくなる。

今の日本には、病気のウイルスと、「自分さえよければ」ウイルスばかりがはびこっているようだ。だから、ぼくは、「あったかさ」を家庭や地域や職場にばらまきたいと思っている。

そんじょそこらの消毒液では絶滅させられない、根性のある、あきらめない「あったかさ」を広げたいと思っている。

6章

空気を変える

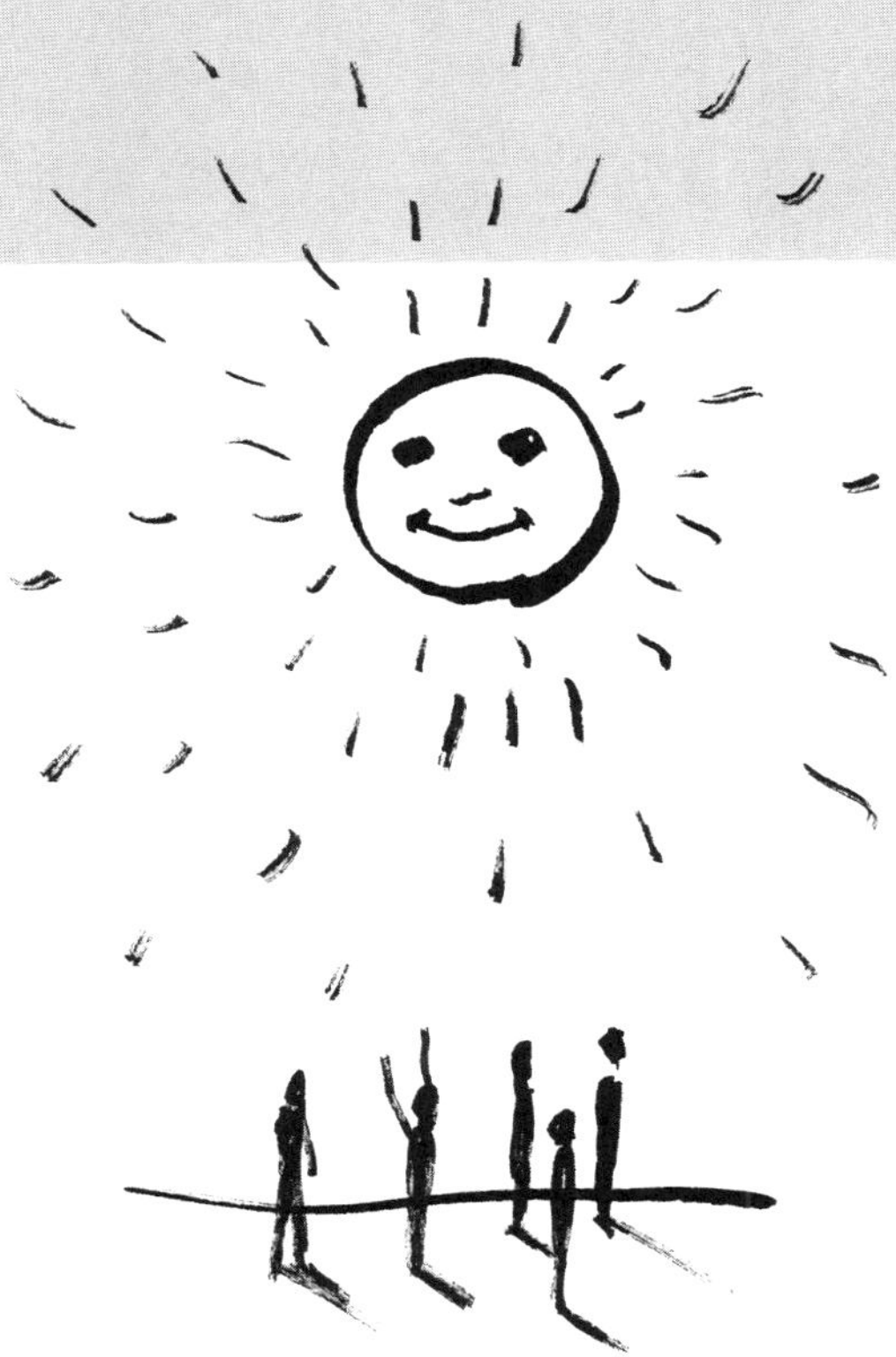

ウエットな資本主義のモデルがここにあった

知的障害者をサポートする施設の職員や支援者、家族たちの研究会で講演するため徳島に行ったときのこと。やわらかな空気をまとった一人の男が話しかけてきた。手渡された名刺を見ると、「社会福祉法人　愛育会　事務局長」とある。

その男——Kさんの話を聞いて、ぼくはわくわくしてきた。

愛育会があるのは、板野郡松茂町《まつしげちょう》。人口一万五千人ほどの小さな町だ。この町では、知的障害のあるたくさんの人が一般企業で働いているという。月に十万円以上の給与をとる人も増えてきたという。

これは、驚きである。障害者の多くは、授産施設などで指導を受けながら、袋づめのような単純作業をしている。この賃金が、とんでもなく安いのだ。二〇〇六年の厚生労働省の調査によれば、全国平均で約一万五千円である。

松茂町の十万円という給料は、授産施設での福祉的就労ではなく、一般就労でのものだから、単純に比較はできない。しかし、そもそも障害者を雇ってくれる会社自体が、非常に少ないのである。今のような経済状況では、なおさらだ。なのに、どうして四国の小さな町で、知的障害のある人たちを受け入れる企業が増えているのだろう。

それだけではない。ここでは、障害者同士がすでに二十七組も結婚や同棲をし、ふつうのアパートで暮らしているという。それを、愛育会の職員がサポートし、地域の人やボランティアも周囲から応援しているという。

三十代のタケさんとモモさんは、結婚を前提に同棲をはじめたばかり。彼は電機メーカーで環境整備の仕事を、彼女は保育園で洗濯や掃除を担当している。3DK六万三千円の家賃や光熱費、食費は二人で折半。ご飯当番は一週間ごとに交代し、つくらないほうが掃除をすると決めた。

モモさんは、両親の顔を覚えていない。物心がつく前にお父さんを亡くし、お母さんとも生き別れになり、施設で育った。

「家族がほしかったけん。誰か家族になってくれるだんなさん見つけて、結婚できたらええなと、ずっと思っとった。やっぱり、さみしい、一人では」

ゴミ収集会社勤務のトクさんと木工所で働くフミさんは、ともに四十九歳。もうじき結婚十五周年を迎える。

「結婚記念日は九月十五日。そりゃあもう、うれしかったけん、忘れてへん」

トクさんの言葉を受けて、フミさんがすかさず立ち上がり、立派な結婚アルバムを持ってきて見せてくれた。「結婚してよかった?」とたずねると、即座に「うんっ」。二人の答えが一つに重なる。

「仕事も精が出るしなあ。晩には、テレビおもしろかったら二人で見て、つまらんかったら外行って、そこらをブラーッと散歩する。そういうんが楽しいなあ」

フロイトは、働くこと、愛することの二つが実現できると、人間としての尊厳が守られる、と言っている。障害があっても働き、人を愛し、尊厳をもって生きられる町、松茂。この町が、日本有数の福祉先進地となった理由を知りたいと思った。

一人の熱意が、町を変えた

愛育会は一九六〇年の設立。知的障害のある子供をもつ親たちが中心となって、当時、行き場のなかった十八歳以上が入所できる施設をつくったのがはじまりだった。

地域での活動が注目されるようになったのは、八四年に徳島県で初めて通勤寮を開設してからのことだ。比較的障害の軽い人たちが支援を受けながら寮生活をし、そこから職場に通い、社会へと巣立っていく。

通勤寮自体は厚生省（当時）の意向でスタートしたものだが、愛育会では、さらに上をいっていた。就業や生活の支援だけでなく、障害者同士が結婚し、地域で暮らしていけるようなサポートもはじめたのである。

「口火を切ったのは、一緒に入所施設で働いていたNさんという職員でした。十年前に退職してマレーシアに渡り、今はボルネオ島の障害者のために尽力されています。小柄なんですが、実にパワフルな女性でしてね」

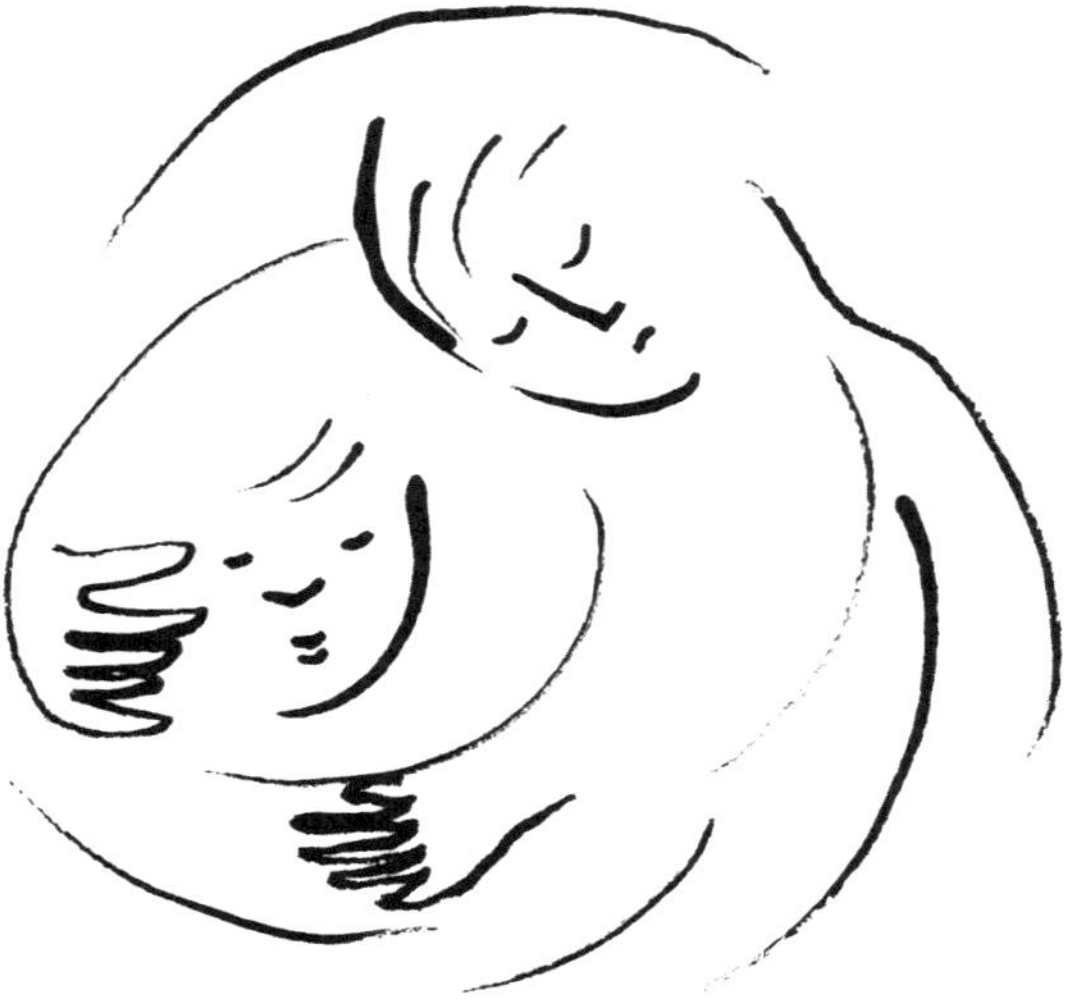

Kさんが穏やかな口調で当時を振り返る。
「彼女は通勤寮ができるずっと前から、しきりにこう言っていました。障害があるからといって、施設のなかで一生を過ごさなければならないなんておかしい。お互い好きになったら結婚して、地域で暮らしたっていいじゃないか。足りないところを支援すれば、二人で生活できるはずだ……。そして、通勤寮ができるとさっそく、それを実践したんです。本部の職員たちが反対しても、負けませんでした」
Kさんや現場のスタッフも、彼女を後押しした。
八六年に、まず三組が結婚。その後も、

次々とカップルが誕生していった。

それまで二十年も三十年も施設にいた人たちが、社会に出て仕事をもち、寮で出会った相手と恋をし、家庭を築いていく。あそこに行けば仕事を見つけてもらえる、結婚もできると、徳島じゅうからたくさんの障害者がやってくるようになった。

Nさんの支援は、柔軟だった。制度の枠組みや世の中の常識にとらわれなかった。まず、目の前にいる相手が何を望んでいるかを聞く。そして、それをかなえるため自分たちに何ができるかを考えた。

難しいなと思っても、そこであきらめたりはしなかった。少しでも希望に近づけるにはどうしたらいいかと、障害者本人も交えて話し合い、模索していった。

日常的な支援が必要で二人だけで暮らすのが無理なカップルには、グループホームを利用した結婚のかたちをすすめた。同じアパートやマンションの数部屋を愛育会が借りあげ、その一つにカップルで住むのである。世話人さんと呼ばれる支援者が、大きめの部屋に朝晩通い、全員分の料理をする。昼のお弁当もつくってくれる。カップルは、そこでみんなと一緒に食べてもいいし、自分たちの部屋に持ち帰ってもいい。

それにしても、地域の人たちの反対はなかったのだろうか。近所に知的障害者や精神障害者のグループホームができるのをいやがる人は、今でも多い。

「近隣の住民に相談し、了承を得ようとしていたら、きっと反対されたでしょう。でも、Nさんは相談せずにどんどん進めていったんです。ふつう家を借りるときは、大家さんとの間で契約が成立すれば住める。障害者だって同じだ、と。

地域の人にしたら、気がついたらそこにおる、という感じだったと思います」

人間というのは、知らないものを恐れる傾向がある。松茂では、いつの間にか障害者が隣人として暮らしていた。だから、怖いとかいやだとか思う前に、生身の彼らと触れ合うことができた。障害があるだけで自分たちと何も変わらないこと、純真で一生懸命生きている心根のやさしい人が多いということを、理解してもらえた。

「もちろん、最初からうまくいったわけじゃありません。むしろ、トラブルの連続でした。二人暮らしをはじめたカップルがボヤを出したり、グループホームのメンバーが水漏れ事故を起こしたりして、アパートを立ち退かされたこともある。でも、外での生活に慣れるにつれトラブルは減り、逆に応援してくれる人が増えていきました」

町の不動産屋さん夫婦も、サポーターの一員だ。一人暮らしを希望していた青年が、知的障害者だという理由で大家さんに入居を断られたときのこと。不動産屋の奥さんは、涙を浮かべて悔しがった。

こういう人、大好き。この涙がいい。傷つけられた青年は救われただろうなあ。あったかな怒りの涙が、人や町を変える。

「おばちゃんの責任で、もっといいとこ見つけてあげるけん。待っとってよ」

彼女はそう言うと、すぐに部屋を探してくれた。さらに、店のビルを建て直す際には、二階と三階をグループホームにすればいいと設計段階からかかわらせてくれた。

クレームをつけにきた人が、頼もしい味方に変わることもあった。

ある日、女性四人が暮らすグループホームの斜め向かいに住むおじさんが、通勤寮に怒鳴り込んできた。

「夜な夜な女の子の泣き声が聞こえる。いじめがあるんやないか。おたくの管理はどないなっとんや」

ふつうなら、あわてて取り繕うところだけれど、応対した愛育会のスタッフは肝がすわっていた。「障害者のことを知ってもらうチャンスだ。ありのままを全部見てもらおう」。そう考えて、彼女たちと直接話をしてもらったのである。

グループを仕切っていたボスが、おじさんに抗議した。

「おっちゃん、泣かすほうが悪いとは限らんで。この子はな、自分でできるのに、自分のぶんの洗い物をせんのじゃ。それはおかしい言うと、泣きよるんじゃ」

泣き虫の子が、いつものようにワアワア泣き出した。

気がつけば、おじさんは二人の仲裁におおわらわ。両方の言い分を聞いたあと、それぞれの性格を読んだ絶妙なアドバイスまでしてくれた。

その後、おじさんは、障害者たちが働いているパン屋さんに通いはじめた。マフィンを一個買い、喫茶コーナーでコーヒーを飲むのが日課だ。今では、みんなから「マフィンおじさん」と呼ばれ、親しまれているという。

やがて、愛育会のチャレンジが成功したのを知って、全国から施設関係者や障害者の家族が見学・研修に訪れるようになった。その数は、年に四百人を超えた。厚生省のお役人までやって来た。

「障害者福祉の専門官が何度もおいでになりましてね。私どもの取り組みも参考にしながら、グループホームのマニュアルをつくっていかれたんです」

知的障害者のグループホームが制度化されたのは、八九年のことだ。

一人の女性職員の熱意が、制度の範囲内で支援するのが当然と考えていた仲間たちの意識を変えた。夢をかなえることをあきらめていた障害者の気持ちを変えた。町の空気を変えた。ついには行政まで動かし、新しい制度が生まれる礎《いしずえ》となったのである。

Nさんがのびのび働けるよう、陰で支え続けたKさんたちもすごい。

二〇〇三年に「支援費制度」という新制度が施行されたときのこと。通勤寮の自治会で計画していた旅行の許可がおりなくなった。お役所がダメだという理由は、こうだ。寮のメンバーの大半が参加するなら施設の行事と位置づけられるため、費用は全額公費で支払うよう制度が変わった。自費での旅行は認められない――。しかし、通勤寮の公費には、旅行を実施できるほどの余裕がなかった。

寮で暮らしていた三十人のうち字の書ける者が、なんとか自分たちのお金で旅行に行かせてほしいと、県知事に手紙を書いた。彼らなりに考え、知事さんに確実に読んでもらうには秘書課がいいだろうと、職員に内緒で秘書課宛てに出した。

担当部署の障害福祉課としては、面目まるつぶれだった。当時、寮長だったKさんが呼び出され、厳しく叱責された。突き返された手紙は、二十数枚。字はたどたどしいが、一人ひとりの想いを懸命につづったすばらしい文章だったという。こういうことが二度とないよう指導してほしいと言われたが、彼は引かなかった。

「それはできません。私はいっさい介入しません。本人たちと直接話し合ってください」

このオッサン、なかなかやる。

後日、寮にやって来た課長と課長補佐に、寮生だけで団体交渉。自費で旅行に行っていいという許可を、自らの手で勝ち取った。

仕事が人を変える

現在、愛育会には、Nさんに負けないくらいパワフルな女性職員がいる。厚労省の委託を受けスタートした、障害者就業・生活支援センター「わーくわく」主任のHさん。マフィンおじさん騒動のとき、ひるまず対応したのも彼女だ。

「Nさんから徹底的に教わったのが、人の巻き込み方でした。うちは弱小組織で、スタッフが少ないですからね。よそで給料をもらってる人を、どれだけうちの人材にできるか、本来の仕事からはみ出して働いてもらえるかが勝負なんです」

カーテンをしつらえる業者さんが、引っ越しも手伝ってくれる。グループホームのお隣さんが、家庭菜園で一緒に野菜を育ててくれる。生協の職員が、押し売り撃退法を教えるお芝居に出演してくれる。

「みなさん、職場開拓にも協力してくださってます。町の電気屋さんが電機メーカーの本社にかけあってくれたおかげで、それまで知的障害者を雇用していなかった徳島工場に三人も就職できたりね」

抜群の〝巻き込み力〟で、かかわった相手の心をがっちりつかんでしまうHさんも、Nさんに巻き込まれた一人だ。

「大学三年のとき、一日講師で来た彼女の授業を受けたんですよ。それまで会った福祉関係の人は、『すごくたいへんだけどがんばってる』というタイプばかりだったのに、Nさんは自分の仕事のことを、目をキラッキラさせながら楽しそうに話す。それで、この人の職場を見てみたいと思いまして」

見学に行って決意した。卒業したら地元・岡山を離れ、徳島で就職しよう、と。

「わーくわく」のスタッフは、Hさんも入れて四名。知的障害に限らず、四市九町一村に住むあらゆる障害者の相談に乗っている。〇八年度は三百四十人を支援した。

愛育会流の就業支援について話を聞き、この不況時に四国の小さな町で十万円以上の月給をとる障害者が増えている謎が解けた。地域サポーターを増やす〝巻き込み力〟に加え、支援の仕方自体も半端じゃないのである。

障害者一人ひとりの適性をしっかり見極めたうえで、その人に合った仕事を探す。慣れるまで支援者が一緒に働いて、仕事の仕方はもちろん、同僚や上司との接し方、休み時間の過ごし方まで懇切ていねいに指導する。職場の人たちにも、どういう指示の出し方をすれば伝わりやすいか、障害の特性と対応法を細かく伝えていく……。

近年、注目されるようになったジョブコーチの仕事を、愛育会では昔から当たり前のこととしてやってきたのだ。しかも、一般的なジョブコーチと違って、何十年にもわたる長距離伴走。仕事内容が変わったとき、人事異動で人間関係が変化したとき、家庭で何かあったとき、すかさずサポートに入る。

「何も問題がなくても、最低月に一度は全員の職場に顔を出します。すると、もう一人雇えるという情報を、求人を出す前にもらえたりする。あそこの社長は障害者雇用に関心をもってる、なんて話も入ってくる。そういうときこそ、ふつうなら面接ではじかれてしまう人が就職できるチャンスなんです」

「わーくわく」のサポートで就職した障害者の平均月収は、パートタイムの人も入れて約九万円。多い人は十五万円ぐらいだという。障害年金は、一級で月額八万円ちょっと。二級で約六万六千円。年金以外にこれだけの経済基盤があるから、自立して町で暮らすことができる。結婚し、子供を育てていくこともできる。

愛育会が一般企業への就業支援にこだわってきた理由は、それだけではない。

「授産所での福祉的就労では、支援者とのかかわりしかありません。一般就労なら、仕事を通じていろんな人と交わり、関係が広がっていく。

職場で評価されたり、助け合ったりすることで、みなさん、すごく変わるんですよ。自尊心をもち、自己実現ができるようになる。自分を大切にする気持ちは、他人とのかかわりのなかでこそ、育っていくものじゃないでしょうか」

ハサミを逆さまにしか持てなかった青年が、リサイクル会社に勤めて十年。教育熱心な社長の指導もあって、今では「我が社になくてはならない存在」と言われるまでになったという。彼が認められたおかげで、その後も九人の採用が続いた。

「障害のある人が仕事をもち、職場であてにされ、社会のなかで生活ができる。これって、実は障害のない人にとっても大事なことなんだと思います」

大賛成。障害者と一緒に働くなかから、見えてくるものはいっぱいある。今の日本社会の生きにくさや、改善すべき点もくっきりと浮かび上がってくる。

あたたかな空気のつくり手たち

柔軟で、きめ細かな支援は、生活全般に及ぶ。なんと、希望者を募ってラブホテルツアーまで実施したことがあるという。発想がヤワラカイ。

障害者福祉において、性にまつわることはタブーとされがちだ。障害者だって当然、性欲はあるし、未婚既婚にかかわらず、人間が幸せに生きるために性の問題はとても大切なこと。なのに、できるだけ触れまいとする。

そのため、知的障害者が性的被害にあったり、ときには加害者になってしまうこともある。望まない妊娠や中絶という悲劇も少なくない。かつては、子供ができないよう、親や施設が不妊手術をしてしまうことさえあった。

そんなのおかしい、と、今はボルネオ島にいるNさんは思った。そして、外部から専門家を招き、カップルを対象に避妊やセックスについて学べるセクシュアリティ講座を開いた。十五年ほど前のことである。

それをHさんが受け継ぎ、発展させた。今はカップルだけでなく、シングルでも参加できる。ラブホテルツアーも彼女のアイデア。タウンページを片手に電話をかけまくり、見学をOKしてもらえるホテルを探したという。

いいなあ、こういう型破り。頭のカタい常識人は眉をひそめるかもしれないけれど、これこそ本物の支援だと、ぼくは思う。上から目線で自分たちの思いを押しつけるのでなく、同じ人間として、障害のある人たちと向き合っている。そのうえで、相手が何を必要としているか、何を望んでいるかを第一に考えている。

ツアーに参加した三十代のカップル、ヒロさんとナオさんは、グループホームを利用して同棲中。結婚に反対している両親に、自分たちもちゃんとできるところを見せようと、仕事に家事にがんばっている。「子供はごっついほしい」けど、結婚の許しが出るまでつくらないと親に約束した二人にとって、避妊の知識を得ることは同棲の必須条件だった。

二十代のトモさんとチーさんは、一年間の同棲を経て最近、入籍したばかり。二人でセクシュアリティ講座に通い、妊娠・出産の仕組みや子育てについて学びはじめた。人形を使ってオムツの替え方も練習している。

母親から虐待されて育ったチーさんは、ずっと自傷行為をやめられずにいた。でも、トモさんと暮らしはじめてから、その衝動を抑えられるようになったという。一度でも誰かに真剣に愛されると、人は変わる。

「今は病院でお掃除をしてるけど、いつかはヘルパーの仕事したいなと思っとう。お母さんと対決して命助けてくれて、お弁当もつくってきてくれてた学校の先生とか、お世話になってる人たちが寝たきりになったりしたとき役に立ちたいけん。

あのね、今日、病院で検査したらね、妊娠してるって。子供が生まれたら、いっぱい愛情を注いであげて、三歳ぐらいになったら旭山動物園に連れてってあげたい。それまでは、新婚旅行とかも行かんで、お金貯めとくの」

不幸の連鎖も、貧困の連鎖も、断ち切れることがわかった。

この奇跡の町から学ぶものは、とてつもなく大きい。障害者対策の単なる成功例ではない。小さな町の実例を読み替えてみることが大事。

政府が勇気をもてば、若者に職を広げることができる。松茂町の企業のように、障害者だけでなく、健康で働きたいと思っている人を数人ずつ雇えば、分厚い中流が復活する。怒りの涙を流した不動産屋のオバサンが各町に一人いると、もう少しホームレスを減らせる。国や企業や国民が、ちょっと変わればいいのだ。

今つまずいている若者も、運がズーッと悪くてつらい日々を送ってきた中年のオジサンやオバサンも、一人で寂しく暮らしているお年寄りも、ちょっと発想を変えれば、国や時代のせいにしないで楽しく生きられることも暗示している。どうせ何をやってもダメって思わないことだ。チーさんから学ぶことは、いっぱいある。

泣きながら、この文を書いている。読み返して、また涙があふれてきた。同じ人間をしていて、よかった。

愛育会では、現在、チーさんたち妊娠中のカップルも含め、四組の子育て支援にかかわっている。共働き夫婦の赤ちゃんを支援センターであずかり、スタッフで交互に世話をしたこともあるという。

親に知的障害があると子供に遺伝するのでは、と心配する人もいる。しかし、そうとは限らない。子育て支援をした子供たちのなかで最年長のマユちゃんは、今、高校一年生。この間の期末テストでクラス一番になった。太宰治が好きで、歴史や社会に興味があるという。

「一日一日を生きるのが、すごくたいへんな人がいる。そういう人のいない社会にしてほしい……っていうか、社会をいい方向に変えていく人になりたい」

そんなことを、さらりと口にする。しっかりしているのである。

お父さんの仕事は、建築業。年齢的に、体がきつくなってきた。でも、自慢の娘を大学に行かせてやりたいと、休日もアルバイトをしてお金を貯めている。子育て支援だけでなく、お金の管理もしてもらい、無駄遣いを防いできたという。

二十六年前、Nさんという一人の女性がまいた種。その種を、愛育会の全スタッフ、マフィンおじさんや不動産屋のおばちゃん、みんなで大切に守り育てた。

二十六年がかりで熟成された、この町のあたたかな空気のなかで、マユちゃんの夢もチーさんの夢も、きっと大きな花を咲かせる。

そして、今度は彼女たち自身が、次の世代が夢をかなえるための、あたたかな空気のつくり手になっていくのだろう。

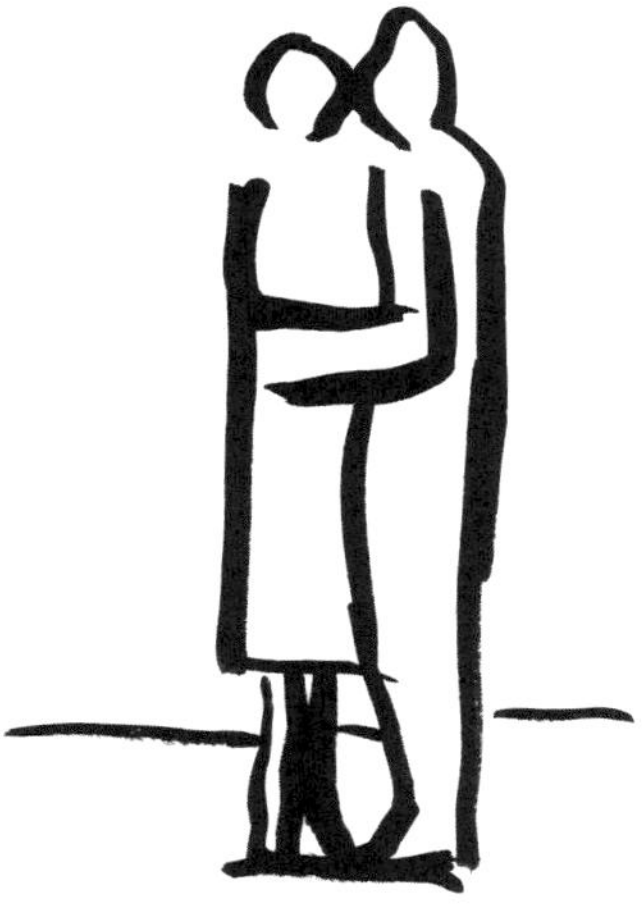

「神の手」の正体

ビートたけしに「コマネチ」というギャグがあった。ぼくは、コマネチではなく、トマベチの話をしよう。

苫米地《とまべち》英人《ひでと》氏。オウム真理教事件のとき、信者たちの「脱洗脳」を手がけた科学者として初めてその名を聞いた。脳機能科学者、計算言語学者、認知心理学者、実業家と、いくつもの肩書きをもつ。「頭の回転が五十倍速くなる○○」とか「知的生産力が無限大にアップする△△」とか、やけに大仰なタイトルの本をたくさん出している。

なんだかうさんくさい。でも、なんとなく気になった。

ちょっと前に、がんばるのをやめるとＩＱ（知能指数）が上がるという内容の『脳にいい勉強法』（アスコム）という本を出していた。『脳を味方につける生き方』（三笠書房）のなかでは、「脳はがんばる人より楽しむ人に味方する」などと書いている。十年前にぼくが訴えた「がんばらない」生き方が、実は脳にもいいということを、脳科学の視点からアプローチしている。

「がんばらない」と脳にいい理由を確かめたかった。好奇心いっぱいのカマタは、さっそく会いに行った。

がんばらないと、なぜIQが上がるのか。

「IQは、そのときの脳の出力みたいなもの。アクセルを踏むとパワーが上がるように変化します。がんばろうと肩の力を入れると、脳は働きづらくなる。ロジカルシンキング（論理的思考）をつかさどる前頭葉の重要な部分は、がんばることによってストレスを感じ、確実に脳の働きが下がってしまうのです。

逆に、楽しんでいるときは、学習意欲などにかかわるドーパミンという神経伝達物質が分泌され、脳が活性化される。学習効果も上がります」

ぼくはいつもヘラヘラしていて、父、岩次郎によく怒られた。運動会の徒競走で一番になっても、岩次郎はほめてくれなかった。本気じゃない、オマエはもっと速く走れるはずだ、と言う。本当のところ、ぼくは本気だった。ヘラヘラしているほうが速く走れるって、ぼくには感覚的にわかっていたのかもしれない。貧乏のなかで、いつも全力投球していた岩次郎には、それがおもしろくなかったのだろう。

そうか、ヘラヘラがよかったのか。

トマベチによれば、ＩＱは波のように揺れるものだという。一回測定しただけのＩＱを、高いから天才だ、低いから残念だと一喜一憂しないほうがいいという。しかも、知能検査はしょせんテストだから、何回か受けていると、いい点をとるコツがわかってくるという。

彼は、子供のころアメリカで過ごした。飛び級をしているので、ＩＱテストをしょっちゅう受けさせられた。そのうちに、答え方のコツをつかんでしまった。その後は、アメリカの大学でＩＱテストをつくる側にまわったというから、いわばＩＱテストの〝プロ〟になったわけだ。

ぼくも子供のころ、一度、知能検査を受けたことがある。すごく低かった。自分でも意外なほど。でも、これがよかった。それ以来、自分は頭がよくないと思って生きてきた。よくない頭で、どう生きればいいかを考えてきた。毎日、四時半に起床して、朝の時間を有効に使いはじめたのも、IQの低いカマタの選んだ生き方だった。何が幸いするかなんて、わからない。頭はよいほうがいいに決まっているけど、悪けりゃ悪くてもいいのだ。頭が悪くても、態度がヘラヘラでも生きていける。

トマベチは、脱洗脳の専門家でもある。洗脳と脱洗脳の違いはなんだろう。

「無責任にやるのが洗脳で、責任感をもってやるのが脱洗脳です」

トマベチの答えに、笑ってしまった。

洗脳、脱洗脳の過程で、重要な役割を果たすものは何か。

「言葉ですか？」

ぼくが聞くと、彼は答えた。

「言葉はあまり使えません。同じ『山』という言葉を聞いても、日本人と中国人とアメリカ人では思い浮かべる山が違います。同じ国の人間でも人によって違うでしょう。『愛』を普遍的に定義することもできません。言葉は抽象度が高いのです」

なるほど、と思った。

「むしろ五感が大事です。視覚、聴覚、嗅覚、触覚、味覚という五感のほうが大事」

オウムは、ヨガや薬物を利用して信者のマインドコントロールを行っていた。ヨガの呼吸法などによって意識が集中し、感覚がいっさい遮断されたような状態が長時間続くと、ボーッと酩酊しているような感じになる。そういう状態では、意識的な心の活動が抑えられるため、他者がアクセスしやすくなるのだという。

「次に大事なのが、第六感です」

虫の知らせなど、人間には鋭く物事の本質をつかむ科学を超えた心の働きがある。言葉よりも、五感と第六感が大事なのか。そのあとに、言葉が大事だという。

原始時代、獣から身を守り、獲物を狩るには、感覚を分化することが必要だった。五感という相異なる感覚を研ぎ澄ますことで、獣からうまく逃げたり、戦ったりすることができるようになった。

しかし、現代は違う。獣から身を守ることも、狩りをすることもめったにない。五十キロ先の動物のにおいをかぎわけられなくても生きていける。五十キロ先の獲物の動きが見えなくても生きていける。現代では、一つの感覚を研ぎ澄ますより、五感を統合するような感覚をもっている人のほうが、新しい世界を切り開く可能性があるのだ。

おもしろいなと思ったのは、音楽を光で感じたり、音をにおいで感じたりすることのできる人がいるということだ。モーツァルトは音楽を光で感じていたのではないかと、トマベチはちょっとロマンチックなことも語った。

病気の治癒を助ける空気

がんという病気に打ち勝つためにはどうしたらいいか、という議論になった。

これについてもトマベチは、五感や第六感、そして言葉が大事だという。

たとえば、外科医はメスを用いて治療するが、このメスは道具の一つにすぎない。

「メスだけでは、見えないところに広がったがんを取り除くことはできません。医師が醸し出している空気や話す言葉も、患者の心に働きかけて、病気を治すのです」

彼の話を聞いていて、「神の手」と称賛される医師のことをふと思い出した。奇跡的な手術を行うとテレビなどでよくとりあげられている評判の脳外科医、福島孝徳氏

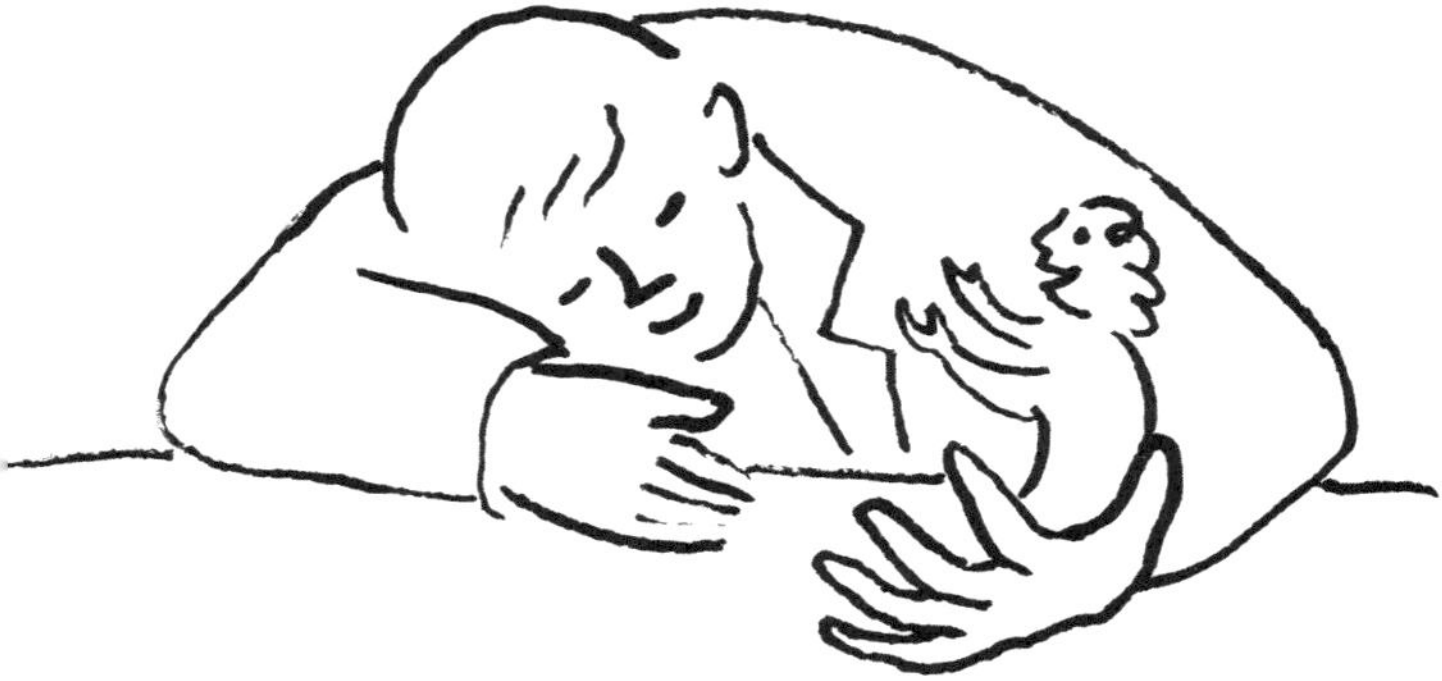

のことだ。
福島医師は、世界じゅうから招かれて、年間六百例もの手術を行っているという。ぼくも、彼の手術を何度も見た。今ほど有名ではなかったころ、諏訪中央病院にもよく来てくれた。天才外科医だと思った。
鍵穴手術といって、頭部を切開せずに五円玉の穴ほどの小さな穴をあけ、顕微鏡を使って脳腫瘍や脳動脈瘤、顔面神経や三叉神経の手術をしたりする。
この「神の手」は、よくしゃべった。手術前も手術中も手術後も、アイ・アム・ナンバーワンとは言わないが、それに近いことを言い続けていた。

「だいじょうぶ。治りますよ」

患者さんに対して猛烈に語りかける。手術が終わっても励まし続ける。

もちろん、治療についてインフォームド・コンセントがなされているので、かつてよくあった「黙ってオレについてこい」というパターナリズムの医療ではない。福島医師の熱意とか自信とか、見えない何かが患者さんを支えているようにも見えた。

「神の手」とは、実は医師のすぐれた技術だけでなく、その医師のもつ空気がつくり出すのではないかと気づいた。

現代の医療は、訴訟を恐れるあまり、ほんの数パーセントのリスクでも細かく説明する。ていねいに説明するのは大事なことだが、聞かされた患者さんは、その数パーセントのリスクのほうに意識がいってしまう。その数パーセントのリスクが自分の身に起こるのではないかと思ったときから、治癒率は低下していく、とトマベチは言う。

「病は気から」は、脳科学的にも説明できつつあるようだ。しかし、だからといって、患者さんに対して「何も言わず黙ってついてこい、オレにまかせておけ」という時代には逆戻りできない。

今の病院は、たいていチーム医療である。これをうまく利用できないか、と思う。たとえば、執刀医以外の医師が、治療法をていねいに説明する。その説明のなかには、もちろんリスクについての情報も含まれる。

多くの医療現場では、だいたいここまでで終わり。でも、その一時間後ぐらいに執刀医が病室にやって来て、本人や家族に「全力で治します」と言い切ったらどうだろう。もしかしたら、それが治癒を助ける大事な力になるのではないか。

福島医師がまさにそうだ。同門の後輩の脳外科医がリスクの説明をすませておく。そこで福島医師が病室に乗り込んでいき、治りそうな空気に患者さんを染めてしまうのである。

さらにトマベチは、「患者さん自身も、もっと大きなイメージをもつことが大事だ」と力説する。病気が治ると思い込むだけでは不充分。病気が治った体で、こんなことをしたい、あんなことをしたい、と具体的にイメージすることで、元気になっていくという。

大きな夢をもつ。その夢に夢中になる。そうすることで、心が体に「治って当たり前」と思わせてしまうのだ。洗脳に近いのかもしれない。

確かに、そういうことってある。ぼくは、たくさんのがんの患者さんたちを診てきたが、かなり病状が悪化しているのに、当初の診断よりも長生きする人がいる。しかも、最期まで元気！　そういう人たちは、人生の夢や目標をもっていることが多い。だからこそ、心を支える医療が大事なのだ。

「心と体は、つながっている」と、ぼくが言うと、トマベチから「つながっているというより、同じだと考えたほうがいい」と過激な表現が返ってきた。

現実の医療現場は、心のほうまで手がまわらない。

心と体が一つなら、心の支えもしてもらえなければ、当然、治癒率は下がってしまう。がん患者団体などの呼びかけで二〇〇八年に開催されたシンポジウム「千葉県がん患者大集合」で、意識調査が行われた。がんの治療中に医師から充分な心のケアを受けていた患者さんは、一八パーセントだった。これでは治癒率は上がらない。

医師たちは疲れ切っている。これについてもトマベチは、「医師が元気じゃなければば、患者は治らない。医師と患者には同調現象がある」と指摘している。疲れている医師、暗い医師に、患者さんの心のケアは難しい。

従来の医療は、技術の向上によって治療成績を上げることばかりに注目しすぎていた。病院や医師のなかにある「必ず治す」という空気と、患者さんのなかに生まれる「治りたい」という空気を、もっと積極的につくっていく必要があるのではないか。

もちろん、すべての病気がそれで治るわけではない。しかし、若干でも治る率が違ってくるのだとすれば、「空気」はあなどれない「薬」となるはずだ。

医療崩壊を救った「ありがとう」

崩壊の危機に瀕する日本の医療。とくに、周産期医療と小児医療は崖っぷちまで追いつめられている。

諏訪中央病院でも一時期、産婦人科医がいなくなった。お産ができなくなった。幸いなことに、その後、腕がよくて、やさしくって、脂ののった三名の専門医が集まった。あかちゃんにやさしいお産が行われるようになった。

でも、そういう幸せなケースはまれだ。日本じゅうの病院が厳しい。

兵庫県の中東部、丹波市と隣の篠山《ささやま》市からなる丹波地域の人口は、約十一万六千人。三つの基幹病院があり、計七人の小児科医が働いていた。三病院で小児科輪番制をしき、夜間救急外来を分担していた。

医師不足と経費削減のあおりを受け、一つの病院の小児科がつぶれた。もう一つの病院も、小児科医が一人になった。輪番制は機能しなくなった。

丹波市にある県立柏原《かいばら》病院でも、小児科医が三人から二人に減っていた。さらに、県の人事で、うち一人が院長に就任することになった。

小児科が実質、自分一人になると聞いたとき、和久祥三は、もう限界だと絶望したという。当時すでに、月に七日以上も宿直や地域の輪番があり、睡眠不足が続いていた。心身ともに疲れ切っていた。

このうえ、現場で働く人間がまた減ったら、丹波地域の小児一万八千人の命を、自分と別の病院の医師、二人だけであずかることになる。こんな体制で勤務を続けていたら、医療事故を起こしてしまう。続けるほうが無責任じゃないか……。

悩んだ末に、和久は辞職を宣言する。今いる研修医を送り出したら、自分もこの病院を去ります、と周囲に告げたのだ。辞めることで、行政や地域の住民たちが危機感をもってくれれば、という思いもあった。

和久医師が辞職すると耳にし、丹波新聞の記者、足立智和が、医療キャンペーンをはった。子育て中の女性たちの声も記事にしようと、座談会を開いた。

その座談会に軽い気持ちで参加したお母さんたちは、足立記者の話を聞いて驚いた。お医者さんは、そんなに追いつめられているのか。このままでは地域から小児科がなくなってしまうかもしれない……。

座談会の翌日、出席者のうちの七人が立ち上がる。「県立柏原病院の小児科を守る会」を発足。県知事に小児科医派遣を求める署名運動をスタートしたのだ。

署名運動なんて全員、生まれて初めて。ごくふつうの主婦である。でも、自分の子供の健康と命を守るため、もう傍観者ではいられないと思ったという。二〇〇七年四月のことだった。

七人で手分けし、保育所や幼稚園、ショッピングセンターなど、市内をまわった。街頭にも立った。小さな子供を連れて「お願いしま〜す」と呼びかける姿を見て、市民も自分たちの命がかかった問題なのだと気づきはじめた。

そんな守る会の活動を足立記者がまた記事にしたこともあり、署名は順調に集まった。二カ月足らずで丹波地域の人口の約半分、五万五千人に達した。

これなら県も動いてくれるだろうと、勇んで県庁に提出に行った。しかし、対応は冷ややかだった。知事には会えず、担当者にこう告げられたという。

「医師不足は丹波地域だけではない。もっと困っている地域があるから、あなたがたのところは来年以降になる」

でも、お母さんたちはあきらめなかった。行政は頼りにならないと痛感したことで、逆に覚悟が決まった。自分たちでできることはまだあるはずだ。そうだ、小児科医を増やすのが無理なら、今いるお医者さんの負担を少しでも減らす方法を考えよう。そして、地域のみんなに呼びかけていこう。

また集まって知恵を絞り、スローガンを決めた。「コンビニ受診を控えよう」「かかりつけ医をもとう」「お医者さんに感謝の気持ちを伝えよう」の三つだ。

「コンビニ受診」とは、軽症なのにコンビニに行くような感覚で夜間や休日に救急外来を利用すること。コンビニ受診が多いと、重症患者への対応が遅れる。それでなくてもたいへんな医師たちが、さらに疲弊してしまう。

全国的に見て、診察時間外に小児救急を訪れる患者の九割が、緊急度の低い軽症者だといわれている。そのことを足立記者から聞き、ここから変えていかなければと思ったという。

三つのスローガンを住民に伝えるため、車や冷蔵庫に貼れるステッカーとマグネットをつくった。育児雑誌の付録を参考に、救急で受診すべきか、家で対処可能かのチェックができるフローチャートを作成し、医師に監修してもらった。活動資金は、いらなくなった子供服などをフリーマーケットに出して集めた。

賛同者も増え、気がつけば、守る会は総勢二十人になっていた。

住民の感謝が医師の支えに

守る会のメンバーに和久医師が初めて会ったのは、会の発足から四カ月ほどが過ぎてからだという。

「辞めないでください」と一方的に懇願されると思っていたら、そうじゃなかった。ただただ和久の体のことを心配し、「今まで診てくれてありがとう」と言ってくれた。

病院のなかに、〝ありがとうポスト〟を設置させてほしいと申し出てもくれた。

診察を受けに来た子供や、そのお母さんたちからのメッセージで、ポストはたちまちいっぱいになった。なかには、こんな手紙もあった。

「診てもらって当たり前と思っていた自分が恥ずかしい。今まで子供の命を守っていただき、ありがとうございました」

子供を外科医や内科医ではなく、小児科医に診てもらうのは、自分たちの権利だと思っていた。たとえ、それが夜中でも、診てもらえて当たり前と思っていた。

日本じゅうが、この「当たり前」に空気感染していた。小児科崩壊が起きはじめた。丹波でもそうだった。土俵際で柏原病院の崩壊を食い止めたのは、「ありがとう」のひと言だった。

和久医師は、「何度泣いたかわからない」と言う。そして、辞職を思いとどまった。患者さんの感謝が、消耗の極みにあった医師の心を支えた。過酷な勤務を続けていく力を与えてくれた。

とうとう行政も動いた。守る会のつくったフローチャートを丹波市が大量購入。乳幼児検診や保育園などで配布してくれた。市の部局のなかに、医療問題に専従で取り組む地域医療課が新設された。

医療関係者も立ち上がった。市内の開業医や看護師たちが、市民と一緒に「丹波医療再生ネットワーク」をつくった。市民五十人による「たんば医療支え隊」も結成された。

「柏原病院の小児科を守る会」が発足する前、柏原病院小児科の時間外診療は、月に二百五十〜三百人だった。それが、今では四〜五分の一に減っている。病院本来の機能が戻ってきた。重症の患者をていねいに診察できるようになった。

〇八年四月、岡山の大学病院で働いていた若い小児科医が柏原病院にやって来た。インターネットで守る会のことを知って、見学に訪れ、丹波地域の人々が勤務医の負担を考えてくれていることに感動。「住民の動きに応えたい」と、自ら転勤を願い出たという。

住民が感謝して支えてくれる地域は、医師にとって魅力的なところだった。給与や待遇、環境や便利さで働く場を決める医師ばかりではないのだ。

もちろん、問題がすべて解決したわけではない。小児科は急場をしのいだが、病院全体としては今も危機的状況が続いている。地域医療の現場の多くが、そうであるように。

政権交代で生まれた新政府には、医療を立て直すための抜本的な改革を、大急ぎで進めてほしい。

〇九年十一月末に、高齢者医療制度改革会議の第一回が開かれた。「平成の姥《うば》捨て山」と酷評された後期高齢者医療制度を廃止し、国民にやさしい新たな医療のあり方を検討していく会議だ。ぼくも、その委員の一人になった。日本の医療を、いい方向へ変えていきたいと思っている。

しかし、政府だけにまかせていたのでは、日本の医療は再生しない。国民一人ひとりが、瀬戸際の医療を支えることができるはずだ。

多くの病院で、医師たちは一日働いて、そのまま宿直に入る。インフルエンザが流行しているときも、自らも感染してしまうリスクなどかえりみず、患者さんを治療する。空気感染する可能性のある強い細菌による感染症の患者も、当たり前だが、医師は逃げずに診察する。病院によっては宿直明け後も、そのまま仕事を続ける。

医師たちの多くが、今、燃えつきそうになっている。疲れ切っているとき、「ありがとう」を言ってもらえると、うれしい。感謝が、日本の医療を救うかもしれない。

柏原病院小児科再生の「ありがとう」の物語は、そのことをぼくたちに教えてくれている。

県立柏原病院の小児科には、その後も次々と医師がやって来た。常勤の小児科医が五人に増えた。

患者さんたちの「ありがとう」が、今日も彼らを支えている。

不況の半分は空気がつくる

新しい言葉は、接触感染で広がる。新鮮な言葉を読んだり聞いたりした人が、いいなと思って使いだすと流行の土台ができる。ある地域や小さな社会で流行りはじめる。ところが、あるとき、言葉の感染スタイルが変わる。接触感染から空気感染へ。こうなると止められない。言葉のパンデミックだ。

十年前、「がんばらない」という言葉も、同じような感染経路をたどって広がっていった。流行が爆発した。

感染を繰り返すうちにウイルスが変異し、耐性ウイルスが発生するように、言葉も少しずつカタチを変えるときがある。「がんばらない」から、「求めない」や「しがみつかない」など、よく似た言葉を使ったベストセラーの本が出てくる。おもしろい。

一九九一年から、チェルノブイリの子供たちの救援をしてきた。当時、まだ共産主義の旧ソビエト連邦の一つだったベラルーシ共和国へ救援に行った。

自由のない国だった。空気が死んでいると感じた。それでも、医療や福祉は行き届いているのではないかと期待したが、進歩した医療が行われていたのは、国の幹部が行く病院のみだった。地方の病院は絶望的だった。

やっぱり資本主義を選択するしかないと思った。

経済は資本主義で、国全体としては社会民主主義という選択も、あることはある。しかし、なんだか社会主義って言葉は手垢にまみれてしまったような気がする。期限切れの商品のような言葉に、社会を変える力はない。多くの人の心をとらえることはできない。心をワクワクさせない言葉は感染しない。パンデミックも起こさない。

ぼくは四年ほど前から、「ウエットな資本主義」が大事と言い続けてきた。だいぶ流布してきたと思う。

ウエットな資本主義とは何か。国家の上半身は、貿易立国としてすぐれた商品をつくり、世界と競争できる筋力を強くする。成長戦略をもつことが、大事。若者の雇用を考えると、経済が元気でなければならない。小泉さんのやろうとしたことは、半分は正しかった。

しかし、小泉さんと反対に、国家の下半身にはあたたかな血を通わす必要があると、ぼくは考えた。国の土台にあたたかな血を通わすには、子育て、教育、医療、介護、雇用が大事である。

ぼくたちのリーダーは、国家の下半身に対して、この十年ほど頓着しなかった。その結果、医療崩壊が起き、介護崩壊が起き、教育現場もますます荒れてしまった。雇用の不安定さや、収入が上がらないことや、子育て支援の貧弱さのため、若者たちは結婚して子供を産まなくなった。そのため、内需も縮んでいる。

結果として、日本の一番大事な特徴だった分厚い中流が崩壊しはじめた。少子化も改善どころか、さらに悪化してしまった。日本の空気はよどんでいる。

国のリーダーが、この国をどんな国にするのか、物語ること。この国をおおっているよどんだ空気を変えるようなメッセージが必要だと思う。「友愛」だけでは空気は動かない。上半身と下半身のバランスが大事なのである。

日本は、若者にとって厳しい国だ。「ロストジェネレーション」だの「貧乏クジ世代」だのと言われ、つらい時代を生きてきた若者がいる。確かに、見た目の貧困は少ない。しかし、二〇〇三年の内閣府の調査によると、二十歳から三十四歳までの未婚者の七割弱が親と同居している。そのうち約八割が、経済的な理由から独立できないという。[※①]寄生社会なのだ。国の社会保障が弱いぶん、親がセーフティネットの代わりになっている。パラサイトする親がいない若者は貧困に陥っている。

自立していて、いきいきとして、たくましい若者がたくさんいることが国の空気を新鮮にするのに、現実はお寒い状況だ。草食系もいいけど、ギラギラした肉食系の若者が多いほうが世の中はおもしろい。

仕事が若者をたくましくする。仕事が若者を成長させる。若者を大事にしたい。若者の雇用を広げるために、お金を使える人は使おうと言い続けている。

ウエットな資本主義がこの国を救う

日本は個人金融資産の合計が、景気の落ち込んだ〇九年六月の段階でも約一千四百

※①内閣府「若年層の意識実態調査」より

四十兆円。[※②]一人当たりでは世界一の現金・預金を持っている国だという。しかし、空気が冷えきっていて、持っているお金を不安で使えない。このお金が動きだせば、日本の経済はよくなるのに、多くの人が将来を心配して財布のヒモを締めている。

あるばあちゃんを往診したときのこと。

「預金はある？」と聞いてみた。

「あるよ」

「いくらくらい？」

ばあちゃんは、ニヤニヤして答えない。当たり前だ。他人に言うことではない。

でも、ぼくは食い下がった。

「二百万円くらいある？」

「先生、そんなにあるわけない」

ぼくはしつこい。

「百万円くらい？」

※②日本銀行「資金循環統計」より

ばあちゃんがニヤッとした。

「そんなに少ないわけがないよ」

笑ってしまった。ばあちゃんは答えてくれた。百数十万円はあるのだ。

「ばあちゃん、あの世へはお金は持っていけないぞ。預金をちょっと使えば、日本の経済が動きだす」

ぼくはつい、大げさなことを言ってしまう。

ばあちゃんは笑っている。

「ばあちゃんはえらい。嫁に面と向かって、よくありがとうと言っているね。嫁のいないときでも、うちの嫁はいい嫁だとほめている。感心。感心。でもね、ずーっと言葉だけではダメ。たまには気持ちをカタチにしないと。嫁に何か買ってあげると喜ぶぞ。家のなかが明るくなるよ」

それに対するばあちゃんの答えが、またふるっていた。

「嫁には感謝しているけど……老後が心配だ」

八十五歳。〝要介護3〟。どこから見ても、老後真っただなか。笑った。笑った。

いや、笑いごとではない。ばあちゃんは、国が自分を守ってくれないと思っているから貯金を使えない。国が国民を守るという、あったかな物語が必要なのだ。日本のリーダーは、どんな国をつくるのか物語らなければいけない。この国をおおっている空気をあったかくする物語が、今こそ必要なのだ。

ばあちゃんが自分やお嫁さんのためにお金を使えば、ばあちゃんの人生だってもっと豊かになる。家庭の空気だってよくなる。日本の経済だってまわりだす。まわりまわって、若者の雇用が確保される。

資本主義は、お金の流れを止めず、まわし続けることが大事。だが心が冷えていては、自分や家族のため、困っている人のためにと思っても、なかなかお金を使えない。不況の半分は、空気が生み出している。沈滞した空気が、心を萎縮させている。

三十数年前、山本七平が『「空気」の研究』(文春文庫)という本を書いた。この国は、かつて空気に支配された国だった。空気という怪物が時代の流れを変え、日本人は戦争へと突き進んでいった。

二十一世紀に入ってからも、この国はまた「郵政民営化」という空気に支配された。

ほかの大切なことは、みんな忘れさせられた。
今も、この国に空気という妖怪が棲《す》んでいる。
そして今度は、「政権交代」という熱い空気にのみ込まれた。

ムードが沸点に近づいているときに、水を差す人間がいる社会は、強い社会だ。
空気の大きな圧力に負けないことが大事。
みんなが空気を読んでいると、小さな声が届かなくなる。
自分の心を殺さないことだ。自分の言葉を閉じ込めないことだ。
空気を読んで、自分の心を檻に入れないことだ。見えない空気に縛られないことだ。
ときに、空気は読めるけど読まないことがあっていいのだ。
もう一度言う。資本主義は、お金と、あったか空気をまわし続けることが大切。
資本主義の基本は、競争主義だからこそ、あったかな空気が必要なのだ。
下がった波は必ず上がる。不況なんか怖くない。
空気にのまれるな。

空気は、人に、街に、時代に伝染する。
じわじわと広がり、いつの間にか、
気分を高揚させたり停滞させたりする。
ときには、景気さえ左右し、経済を動かす。
ときには、国を間違った方向に動かす。
ときには、人間の行動や生き方までも、操っていく。
まわりから浮きたくないと、必死で空気を読む。
空気にとらわれる。
結局、小さな生き方から出られない。
気概を忘れていく。
気が抜けていく。

心が鬱々《うつうつ》としてくる。

空気に流されるな。
空気をつくり出せ。
空気をよどますな。
空気をかきまわせ。
それが新しい生き方になる。
それが新しい時代をつくり出す。
信じていい。
空気は……読まない。

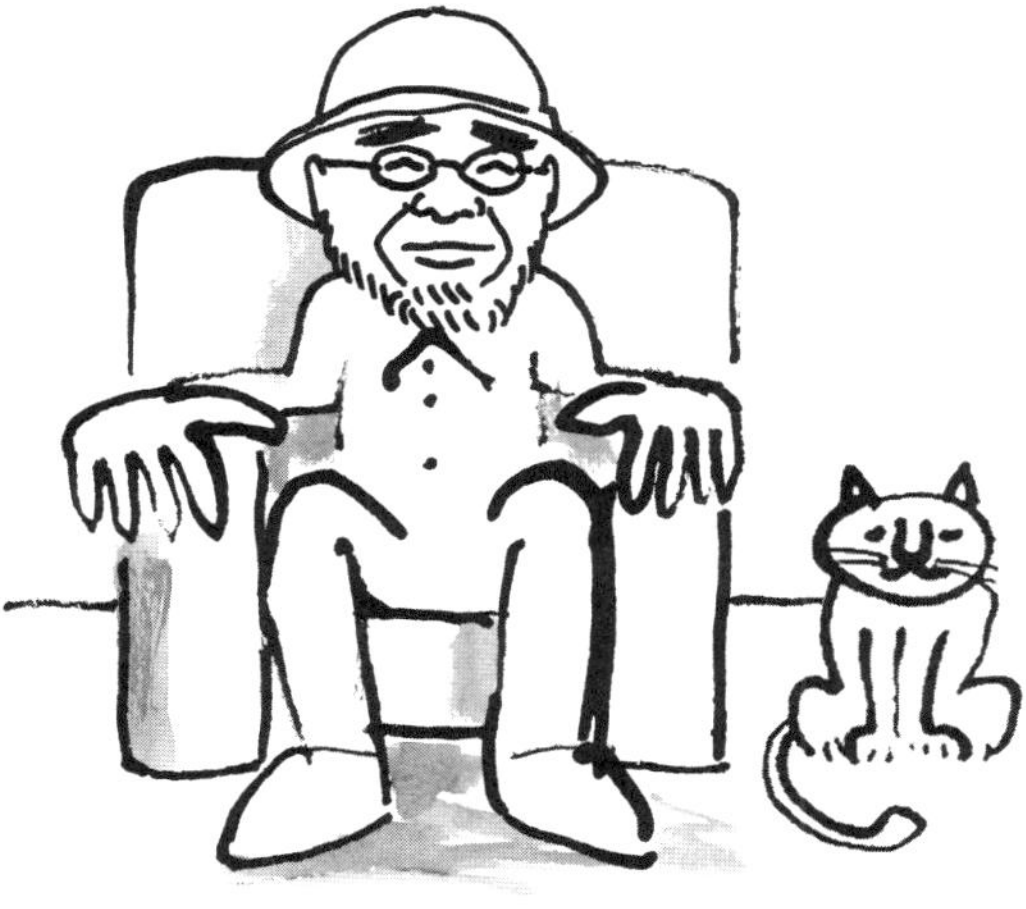

★この本をごらんになって、鎌田先生と、その関連団体の活動に興味をもたれた方、またはこの本に登場する店舗に行ってみたい方は、下記にコンタクトをおとりください。

日本イラク医療支援ネットワーク（JIM-NET）
東京事務所　〒171-0033 東京都豊島区高田3の10の24　第二大島ビル303
Tel/Fax 03-6228-0746　www.jim-net.net/

日本チェルノブイリ連帯基金（JCF）
本部　〒390-0303　長野県松本市浅間温泉2の12の12
Tel 0263-46-4218　Fax 0263-46-6229　www.jca.apc.org/jcf/

プラハチェロファミリー来日準備室
世話人　山口 豪
〒408-0042　山梨県北杜市小淵沢町松向696　A-302
携帯 090-1548-3081　E-mail:act2yama@mx2.nns.ne.jp

カナディアンファーム
〒391-0112　長野県諏訪郡原村1077の7
Tel 0266-74-2741　www.go-canadianfarm.com/

社会福祉法人　愛育会
〒771-0219　徳島県板野郡松茂町笹木野字八北開拓236の1
Tel 088-699-2055　www.tokushima-aiikukai.jp

野良屋
〒396-0303　長野県伊那市高遠町荊口1425
Tel 0265-94-3618　www.noraya.net/

鎌田實　オフィシャルウェブサイト　www.kamataminoru.com/

ブログ「なげださない」kamata-minoru.cocolog-nifty.com/blog/

●バリアフリー・ツアー「鎌田實とハワイへ行こう」「鎌田實と温泉に行こう」に関心のある方は、上記、鎌田實のホームページからアクセスできます。

〈初出誌一覧〉

集英社ケータイ総合読み物サイト「集英社theどくしょplus」に「ながされない」として、2009年6月～12月まで掲載されたものの一部、「読売新聞」紙上に、連載エッセイ「見放さない」の第19回、20回、22回、28回として掲載されたものの一部、「月刊PHP」誌上に、連載エッセイ「へこたれない」の第11回、16回、43回～45回として掲載されたものの一部、集英社「青春と読書」2010年3月号に「今月のエッセイ」として掲載されたものの一部、これらの内容を、大幅に加筆改稿したものと、書き下ろし作品で構成しました。

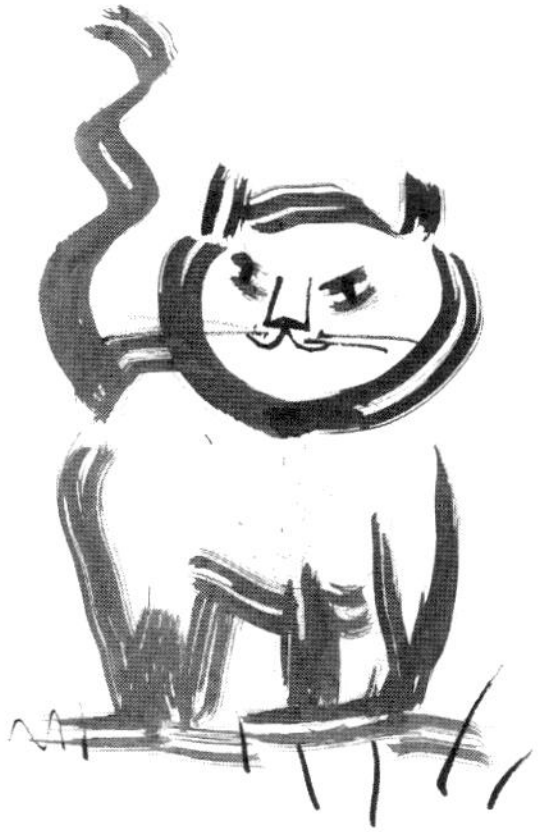

カバー&扉　イラストレーション／ペピイ・ケー
カバー・本文デザイン／海野光世
編集・構成／細貝さやか　坂本弓美
ノラ・コミュニケーションズ
撮影／百瀬恒彦

空気《くうき》は 読《よ》まない

2010年2月28日　第1刷発行

著　者　鎌田《かまた》 實《みのる》

発行者　館 孝太郎
発行所　株式会社 集英社
郵便番号　101-8050
東京都千代田区一ツ橋2-5-10
電　話　編集部　03-3230-6141
販売部　03-3230-6393
読者係　03-3230-6080

プリプレス　山中レタリング研究所
印刷所　図書印刷株式会社
製本所　株式会社 ブックアート

ISBN978-4-08-781435-4　C0095